中国医学临床百家·病例精解

山西医科大学第二医院

神经外科 病例精解

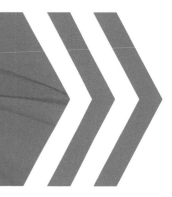

总 主 编　李　保　赵长青

主　　编　陈来照　武全胜　冯富强

副 主 编　张　翼　郭晋辉　阴晓峰　赵文博

编　　委（按姓氏音序排列）

　　　　　郭常青　郝　铮　刘广生　王崧权

 科学技术文献出版社
SCIENTIFIC AND TECHNICAL DOCUMENTATION PRESS
·北京·

图书在版编目（CIP）数据

山西医科大学第二医院神经外科病例精解/陈来照，武全胜，冯富强主编. —北京：科学技术文献出版社，2020.5

ISBN 978-7-5189-6373-7

Ⅰ.①山…　Ⅱ.①陈…②武…③冯…　Ⅲ.①神经外科学—病案　Ⅳ.①R651

中国版本图书馆 CIP 数据核字（2020）第 001288 号

山西医科大学第二医院神经外科病例精解

策划编辑：胡　丹　　责任编辑：胡　丹　　责任校对：王瑞瑞　　责任出版：张志平

出　版　者	科学技术文献出版社
地　　　址	北京市复兴路 15 号　邮编 100038
编　务　部	（010）58882938，58882087（传真）
发　行　部	（010）58882868，58882870（传真）
邮　购　部	（010）58882873
官方网址	www.stdp.com.cn
发　行　者	科学技术文献出版社发行　全国各地新华书店经销
印　刷　者	北京虎彩文化传播有限公司
版　　　次	2020 年 5 月第 1 版　2020 年 5 月第 1 次印刷
开　　　本	787×1092　1/16
字　　　数	136 千
印　　　张	11.75
书　　　号	ISBN 978-7-5189-6373-7
定　　　价	88.00 元

序

　　医疗技术的突飞猛进和交叉融合给健康带来了福音，大数据和人工智能的开发利用把医疗技术推向一个以往难以企及，但如今却可能成为现实的时代。随着这些新理念、新技术的落地，医疗健康日益受到人们的重视。毋庸置疑，这些技术都是借助医务人员的智慧与汗水，通过一个个具体的案例完成的。如果能把这些案例加以归类、总结、提炼和升华，那么这些案例将不再仅仅是存在于医院病案室的档案，而是可以借助出版平台进一步传播，让更多的临床医师快速掌握疾病的诊疗思路、提高诊疗水平的阶梯。如此，原本局限于某家医院某个科室的一个案例，完全有可能通过多层次大范围的链接，延伸为可供临床借鉴和参考的范例，最大限度地发挥其示范效应，最终使患者获得最大的受益，即临床治疗的效果。这一实践也正好符合分级诊疗和医疗资源下沉的顶层设计。

　　随着诊疗技术的发展和对疾病诊疗精准化的要求越来越高，专业的划分也越来越细，因此一本书中难以包罗万象。我们以丛书的形式，将临床多个学科的案例进行分门别类的梳理，以便最大限度地展示相关学科精彩纷呈的工作。阅读这套丛书，读者会从另一个侧面感受到医务人员鲜为人知的故事，比如为了开展一项新技术，如何呕心沥血，千里迢迢甚至远涉重洋，学习交流取经；为了治疗一种复杂疾病，如何组织多学科协作公关等。有时风平浪静，有时惊涛骇浪，无论遇到什么情况，作为实施医疗工作的一线人员，总是犹如千里走单骑，又犹如弹奏钢琴曲，可谓剑胆琴心。

这套丛书的一个亮点是按照病历摘要、病例分析和专家点评的编排体系，把每个病例按照临床实践中三级医师负责制的实际工作场景真实地予以再现，从中可以看到专业理论、医疗技术、临床思维有机结合的精彩画面。这样编排的好处是有利于临床医师和有一定文化背景的非专业人士，对某一疾病透过现象看本质，从疾病的主诉入手，利用现有的和可以进一步检查得到的资料，由浅入深，由此及彼，最终获得规律性的素材，据此抽丝剥茧，通过逻辑推断，获得正确的认识和结论，即临床诊断；接下来进行相关的个性化治疗，为广大患者造福。可以毫不夸张地讲，疾病诊断和治疗的过程有时候丝毫不亚于福尔摩斯对复杂案例的侦探和破解。

值此山西医科大学第二医院百年华诞之际，我们策划出版《山西医科大学第二医院病例精解》系列丛书，通过病例这个媒介，记录下我们医院百年来各科室的优秀学术思想和成果。如果把一个个的案例比作鲜花丛中的一朵朵蓓蕾的话，那么该系列丛书必将喷薄出醉人的芳香，将为实现人人健康、全民健康、全程健康的顶层设计做出贡献。

李保 （签名）

二〇一九年一月十九日

前　言

　　本书为山西医科大学第二医院神经外科从近两年手术病例中精心选择的 28 个病例总结，内容涵盖神经创伤及重症、神经肿瘤、神经血管、脊柱脊髓、功能神经外科和小儿神经外科等具有代表性的疾病，病例资料翔实，治疗方案全面，相关知识点和文献索引均为前沿荟萃。其中部分病例具有团队的诊疗特色，希望能为读者未来的临床工作开拓一些新的思路。

　　本书所有病例皆为日常工作中的常见病例，对于每个病例的具体技术要点、细节、注意事项及并发症的防治，都有直观的图文阐述，相信对于基层医师的临床思维培养和临床实践指导会有一定的参考意义。

　　本书编写过程中，笔者认真仔细、严谨规范、数易其稿、反复修订，但毕竟水平有限，仍可能存在疏漏和不足，恳请广大读者提出宝贵意见。

二〇一九年十月

目　录

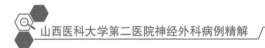

001
前颅底硬脑膜动静脉瘘

病历摘要

病例 1

患者，男，57 岁。主因头痛伴右下肢无力，进行性加重 2 周入院。

入院检查：嗜睡，双侧瞳孔直径 3.0 mm，对光反射均灵敏。右下肢肌力Ⅳ级，其余肢体肌力Ⅴ级，患者系右利左半球优势。头颅计算机体层摄影（computerized tomography，CT）提示左侧额颞顶新月形略低密度改变，侧脑室受压，中线移位（图 1 - 1）。追问患者无明确外伤史。

入院诊断：左侧慢性硬膜下血肿。

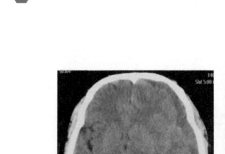
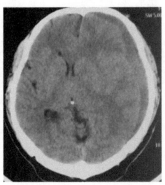

图 1-1　术前头颅 CT

　　入院后经各项术前准备后，在局部麻醉（简称"局麻"）下行左侧颞顶部钻孔硬膜下血肿置管引流术，术后患者头痛症状明显缓解，右下肢活动也显著改善。复查 CT 提示硬膜下血肿明显减少，中线居中，脑受压缓解（图 1-2）。术后第 15 天，患者突发言语不利，持续 10 分钟后好转，当时考虑短暂性脑缺血发作（transient ischemic attack，TIA），行头颅磁共振成像（magnetic resonance imaging，MRI）及磁共振血管成像（magnetic resonance angiography，MRA）检查，左侧硬膜下血肿增加，有新鲜出血，脑组织未见缺血性改变，脑血管未见明显异常（图 1-3，图 1-4）。术后 20 天患者再次出现突发言语不利症状，约 5 分钟后好转，再次复查头颅 CT 示硬膜下血肿术后改变，左侧额颞顶可见低密度新月形占位病变，局部脑组织受压，中线移位不明显，颅内未见缺血或出血变化（图 1-5）。为进一步明确诊断，行全脑数字减影血管造影（digital subtraction angiography，DSA）检查提示左侧前颅底硬脑膜动静脉瘘（dural arteriovenous fistula，DAVF），供血动脉主要是眼动脉的筛前动脉分支，引流静脉为额底皮层静脉，向前上方引流汇入上矢状窦，引流静脉扩张迂曲，部分呈"静脉湖"样改变（图 1-6）。

笔记

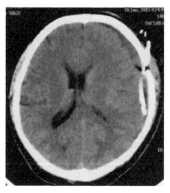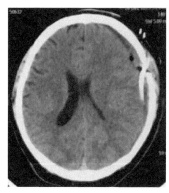

图 1-2　术后第 1 天复查头颅 CT

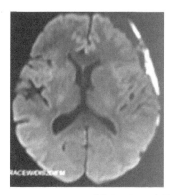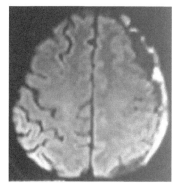

图 1-3　头颅 MRI-DWI 检查

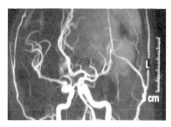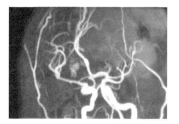

图 1-4　头颅 MRA 检查

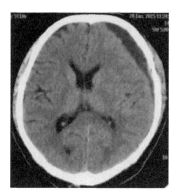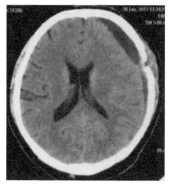

图 1-5　术后 20 天头颅 CT

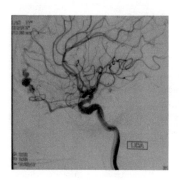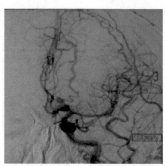

图 1-6　全脑 DSA 检查

经各项术前准备后于全身麻醉（简称"全麻"）下行左侧翼点入路前颅底 DAVF 瘘口阻断术，术中见左侧前颅底筛板处硬膜呈红色，有粗大动脉化的静脉与该处硬膜形成吻合，靠近吻合口（瘘口）处静脉迂曲扩张，形成静脉球，并与额叶下方的皮层粘连，考虑为出血部位，仔细探查辨认结果与术前影像判断完全一致，烧灼前颅底筛板处硬膜，靠近硬膜电凝与之相吻合的粗大静脉，并将其离断。反复检查前颅底，未见其他瘘口，同时见引流静脉张力下降，颜色逐步变暗。冲洗术野，依次关颅，手术结束。术后患者恢复良好，再未出现类似的 TIA，慢性硬膜下血肿未复发，随访 2 年，患者无不适，预后良好。

病例 2

患者，男，56 岁。主因头晕头痛伴意识障碍 9 小时急诊入院。患者入院前 9 小时在活动时突然出现头晕，视物模糊，双下肢无力，站立不稳，伴恶心、呕吐，很快意识不清，家属发现时患者面色青紫，小便失禁，数分钟后意识转清。发病后无抽搐及口吐白沫情况，急诊于当地县医院，测血压 163/64 mmHg，行头颅 CT 示蛛网膜下腔出血（图 1-7），后转至我院。

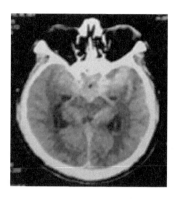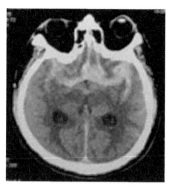

图 1-7　头颅 CT 检查示蛛网膜下腔出血

既往史：高血压病史 3 年，不规律服药，未监测血压。20 年前当地医院诊断为周期性瘫痪。

入院检查：嗜睡状态，言语欠流利，双侧瞳孔等大等圆，直径 3 mm，对光反射灵敏，额纹对称，伸舌居中，双下肢肌力Ⅲ级，双侧巴氏征阴性。

入院诊断：蛛网膜下腔出血，Hunt-Hess 分级Ⅲ级，WFNS 分级Ⅲ级，FISHER 分级Ⅲ级。

入院后为进一步明确诊断行全脑血管 DSA 检查（图 1-8～图 1-13），提示左侧前颅底 DAVF，Borden 分级Ⅲ级，供血动脉是眼动脉的远端分支，包括筛前和筛后动脉，以及与之相吻合的颌内动脉筛支，DAVF 是经左侧额底的嗅静脉向后方引流，再通过大脑中深浅静脉反流，到达大脑半球外侧面的上下吻合静脉，引流至上矢状窦与横窦。头颅 MRI 显示左侧前颅底嗅沟处可见迂曲扩张血管，后方位于前穿质处球形扩张（图 1-14）。头颅计算机体层血管成像（CT angiography，CTA）示引流静脉起源于左侧筛板，走行在嗅沟，在左侧前床突附近扩张形成静脉球，在该处与侧裂静脉相吻合（图 1-15）。

笔记

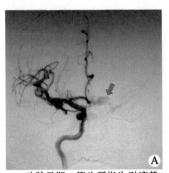
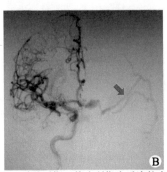

A：动脉早期，箭头所指为引流静脉扩张形成的"静脉湖"

B：动脉后期，箭头所指为反流的大脑中深浅静脉及上下吻合静脉

图 1-8　右侧颈内 DSA，Borden 分级Ⅲ级

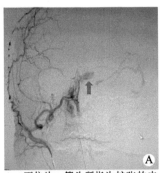
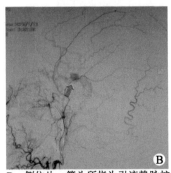

A：正位片，箭头所指为扩张的皮层引流静脉

B：侧位片，箭头所指为引流静脉扩张形成的"静脉湖"

图 1-9　右侧颈外 DSA，右侧颌内动脉的筛支参与供血

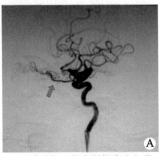
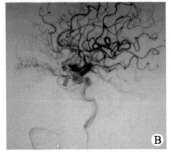

A：动脉早期，箭头所指为参与供血的眼动脉及其筛动脉分支

B：动脉后期，箭头所指为引流静脉扩张形成的"静脉湖"

图 1-10　左侧颈内 DSA 侧位

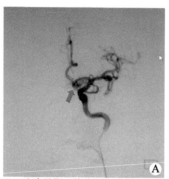

A：动脉早期，箭头所指为扩张形成   B：动脉后期，箭头所指为皮层引
成的静脉球   流静脉

图 1 - 11   左侧颈内 DSA

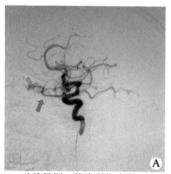
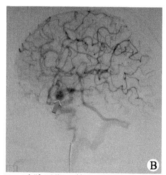

A：动脉早期，箭头所指为眼动脉和   B：动脉后期，箭头所指为扩张形
引流皮层静脉   成的"静脉湖"

图 1 - 12   左侧颈内 DSA

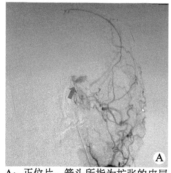
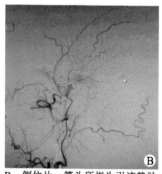

A：正位片，箭头所指为扩张的皮层   B：侧位片，箭头所指为引流静脉
引流静脉   扩张形成的"静脉湖"

图 1 - 13   左侧颈外 DSA，左侧颌内动脉的筛支参与供血

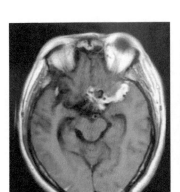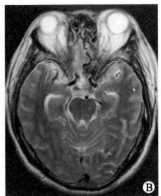

A：T_1可见左侧前颅底前穿质处球 形扩张的血管

B：T_2可见前颅底嗅沟处迂曲扩 张的血管

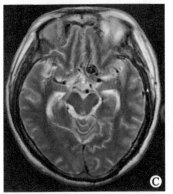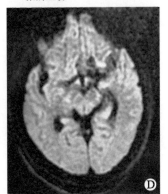

C：T_2左侧前颅底前穿质处球形扩 张的血管

D：DWI 像显示扩张血管

图 1 -14　头颅 MRI 轴位

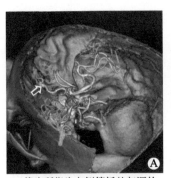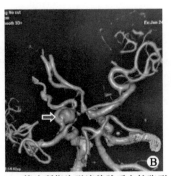

A：箭头所指为左侧筛板处起源的 皮层引流静脉

B：箭头所指为引流静脉后方扩张形 成的"静脉湖"

图 1 -15　头颅 CTA

经各项术前准备后，于全麻下行右侧额外侧入路开颅探查术，分离侧裂，开放部分脑池，释放脑脊液，颅压下降后，抬起额叶，探查前颅底，发现额下粗大的皮层引流静脉为嗅静脉，起源于右侧筛板处硬膜，周围毛细血管呈网状增生，在前穿质的下方嗅静脉扩张形成静脉球，与前颅底硬膜粘连，进一步探查发现，该处与侧裂深浅静脉形成吻合，动脉化的血液沿侧裂静脉逆流，并未向基底静脉（basal vein of Rosenthal，BVR）顺向引流（图 1 - 16）。电凝筛板处嗅静脉起始部（DAVF 瘘口），并将动脉瘤加固，同时电凝周围硬膜，探查未发现其他瘘口，侧裂静脉张力下降，颜色变暗（图 1 - 17），手术结束。术后恢复良好，无明显神经功能障碍，2 周后复查全脑血管 DSA，发现扩张的"静脉湖"及皮层静脉反流全部消失（图 1 - 18 ~ 图 1 - 21）。

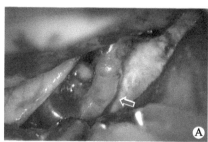

A：箭头所指为起源于左侧筛板处增粗的嗅静脉，为DAVF 的皮层引流静脉

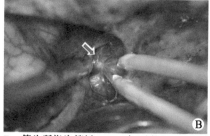

B：箭头所指为筛板DAVF 瘘口周围硬膜呈网状毛细血管增生

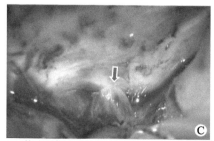

C：箭头所指为引流的嗅静脉后方扩张形成的"静脉湖"

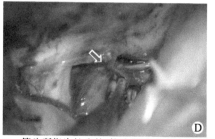

D：箭头所指为扩张的"静脉湖"与前颅底硬膜粘连

图 1 - 16　术中截图

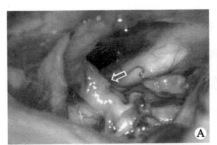
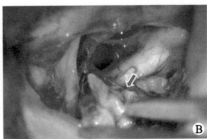

A：箭头所指为离断瘘口后的引流静脉远端　　　B：箭头所指为切开后的"静脉湖"

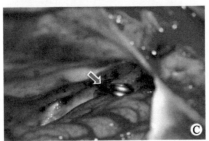
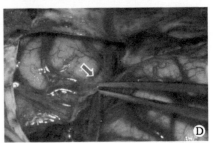

C：动脉瘤夹加固动静脉瘘口　　　D：箭头所指为反流的皮层静脉（侧裂浅静脉）

图 1 - 17　术中截图

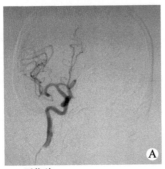
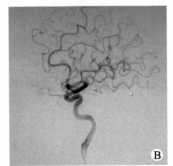

A：正位片　　　B：侧位片

图 1 - 18　侧颈内 DSA 示扩张的"静脉湖"及
皮层静脉反流全部消失

笔记

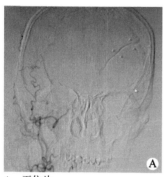
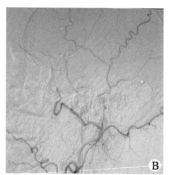

A：正位片　　　　　　　　B：侧位片

图 1 - 19　右侧颈外 DSA 示扩张的"静脉湖"及
皮层静脉反流全部消失

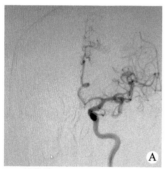
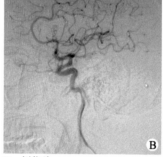

A：正位片　　　　　　　　B：侧位片

图 1 - 20　左侧颈内 DSA 示扩张的"静脉湖"及
皮层静脉反流全部消失

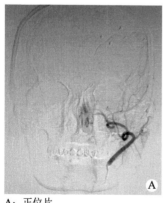
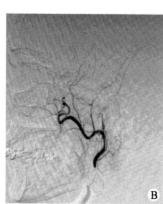

A：正位片　　　　　　　　B：侧位片

图 1 - 21　左侧颈外 DSA 示扩张的"静脉湖"及
皮层静脉反流全部消失

病例分析

前颅底 DAVF 是一类罕见的脑血管病变，由于其病变部位特殊，存在皮层静脉引流，出现相应的临床症状。多数情况下 DAVF 是通过颅内静脉窦直接引流，前颅底 DAVF 是通过皮层静脉引流，正因为如此，在治疗前颅底 DAVF 的过程中，必须彻底阻断动静脉的异常吻合，才能达到治愈的目的。

介入治疗已成为大多数 DAVF 的主要治疗方式，但是前颅底 DAVF 治疗与此不同，由于动静脉的瘘口一般位于筛板处，主要的供血动脉是眼动脉的远端分支，包括筛前和筛后动脉，以及与之相吻合的颌内动脉筛支。前颅底没有静脉窦，静脉引流只能通过额叶的皮层静脉，导致引流静脉出血迂曲扩张，甚至形成静脉球，迂曲扩张的静脉破裂出血是前颅底 DAVF 出现临床症状的病理基础。由于眼动脉及其分支管径较细，血管迂曲，通过动脉途径栓塞瘘口难度较大，而且面临视网膜中央动脉闭塞风险，因此介入治疗并非前颅底 DAVF 的首选治疗方案。

上述 2 例前颅底 DAVF 供血动脉基本相同，主要来源于眼动脉的分支和颌内动脉的筛支，但引流静脉及引流方向完全不同。第 1 例是典型的前颅底 DAVF 引流方式，通过额底的皮层静脉向前方引流至上矢状窦。第 2 例比较罕见，正常情况下，额叶底面眶额静脉后组和嗅静脉向后方引流，与外侧裂浅静脉、外侧裂深静脉和沟回静脉在前穿质下方汇合成 BVR，最后通过大脑大静脉进入直窦。第 2 例患者的术前造影和术中所见证实，前颅底 DAVF 是通过左侧额底的嗅静脉向后方引流，再通过大脑中深浅静脉反流，到达大脑半球外侧面的上下吻合静脉，引流至上矢状窦与横窦，并非通过 BVR

向大脑大静脉和窦汇引流，推测可能存在 BVR 闭塞或发育不全，这也可能正是在嗅静脉和侧裂静脉之间的吻合处扩张形成"静脉湖"的原因所在。两者另一共同点是引流静脉均迂曲扩张并形成"静脉湖"，第 1 例位于前颅底，靠近瘘口起始处，"静脉湖"破裂导致慢性硬膜下血肿形成，并伴有反复的类似 TIA；第 2 例的"静脉湖"位于前穿质下方，嗅静脉与大脑中深浅静脉吻合处，表现为蛛网膜下腔出血，但与动脉瘤性蛛网膜下腔出血大不相同，发病缓和，头痛不剧烈，虽然蛛网膜下腔出血较多（FISHER 分级 Ⅲ 级），但临床症状较轻。

颅内出血与静脉高压是 DAVF 常见的临床表现，但也有类似 TIA 的病例报道，发生原因可能与静脉充血及逆流导致局部脑灌注不足有关。第 1 例患者术后出现 2 次 TIA，表现为短暂性失语，持续时间均在 20 分钟之内，头颅 MRI 排除脑梗死。患者为右利左半球优势，结合病变位于左侧，发生短暂性失语现象，推测可能与静脉充血导致的局部脑灌注不足有关。

专家点评

前颅底 DAVF 皮层静脉引流并伴有迂曲扩张现象，属于高危病变，发生颅内出血和高颅压的风险很大，一旦确诊，就应尽早手术。血管内治疗虽然具有一定的优势，但由于难以彻底治愈，再加上经眼动脉途径治疗存在视网膜中央静脉闭塞的风险，开颅手术仍然是前颅底 DAVF 首选治疗方式。手术治疗的主要难度是术前对病变血管构筑与局部病理解剖的认识，包括对瘘口的正确判断？是单瘘口还是多瘘口？引流静脉有哪些？引流方向等主要信息。手术的关键是阻断硬膜与静脉之间存在的所有瘘口。手术的风险是引流静脉的早期破裂导致难以控制的出血。因此前颅底 DAVF 手术的成败在于术前准备是否充分，对瘘口及引流静脉的判断是否准确。如果术前能够掌握上述关键信息，做好充分的手术预案，手术过程将会变得十分简单，而且能够达到完全治愈的目的。

第 1 例前颅底 DAVF 患者临床症状特殊，表现为慢性硬膜下血肿与 TIA，临床上很难与前颅底 DAVF 相关联，这是造成误诊误治的主要原因。但是如果结合 DAVF 的病理生理，静脉迂曲扩张、静脉充血、静脉高压，既可能出现颅内出血，也可能发生脑充血导致的局部灌注不足，这些临床表现就相对容易理解，因此在临床实践中只要考虑脑血管性疾病的可能。全脑 DSA 仍然是诊断的"金标准"。

参考文献

1. 李强, 许奕, 张琪, 等. 经动脉入路栓塞前颅窝底硬脑膜动静脉瘘. 中国脑血管病杂志, 2010, 7 (7): 355 - 356.

2. 张力, 王汉东, 潘云曦, 等. 前颅窝底硬脑膜动静脉瘘的临床特点及显微手术治疗效果. 中国脑血管病杂志, 2018, 15 (9): 475 - 476.

3. 伍健伟, 何伟文, 梁建峰. 前颅窝底硬脑膜动静脉瘘的诊治. 罕少疾病杂志, 2005, 12 (3): 3 - 4.

（陈来照）

笔记

002
颈内动脉血泡样动脉瘤

📋 病历摘要

病例 1

患者，女，51 岁。因突发剧烈头痛 1 小时入院。患者 3 天前无明显诱因出现间断头痛，无呕吐、发热等症状。休息后缓解，未予重视。1 天前突发剧烈头痛，伴呕吐，呕吐物为胃内容物。急诊于当地医院，行头部 CT 检查后考虑为自发性蛛网膜下隙出血，家属为求进一步治疗来我院。发病过程中患者意识尚可，未进食，大小便正常。血压 193/119 mmHg，神志清楚，言语尚可，查体配合，遵嘱动作，双侧瞳孔等大等圆，对光反射灵敏，四肢肌力正常，双侧病理反射未引出。项强 2 横指。

入院后积极完善相关检查，DSA 提示右侧颈内动脉（internal carotid artery，ICA）内侧壁血泡样动脉瘤(blood blister-like aneurysms，BBA）可能（图 2-1）。

入院后急诊在全麻下行右侧标准翼点入路开颅探查术，术中见动脉瘤位于 ICA 前内侧壁，宽基底，瘤体小，瘤壁菲薄，透过瘤壁可见血流，直接夹闭动脉瘤面临撕脱可能，故取相应大小薄层包裹材料（Teflon 棉）进行覆盖并用 EC 胶固定，包裹动脉瘤，动

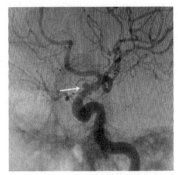

图 2-1 术前 DSA 影像

脉瘤夹夹闭固定包裹材料（图 2-2）。术后患者无脑缺血并发症，随访 12 个月，改良 Rankin 评分 0 分。

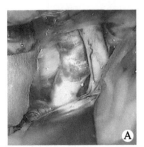 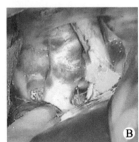 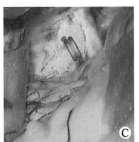

A：术中所见BBA   B：术中行BBA 包裹   C：夹闭固定包裹材料

图 2-2 术中影像

病例2

患者，女，35 岁。因突发头痛伴恶心呕吐 10 小时入院。

急诊检查：神志嗜睡，Hunt-Hess 分级Ⅲ级，神经系统检查不合作，四肢可活动，双下肢病理征阳性。头部 CT 示广泛蛛网膜下腔出血，右侧侧裂为主（图 2-3）。

入院后 4 小时病情加重，烦躁不安，意识昏迷，Hunt-Hess 分级Ⅳ级，左侧肢体偏瘫，头部 CT 示广泛蛛网膜下腔出血，右侧侧

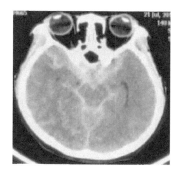
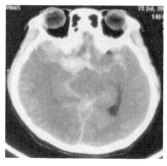

图 2-3　发病 10 小时头部 CT

裂为主，额颞叶形成血肿，中线左移，侧脑室受压，环池结构不清（图 2-4）。头颅 CTA 示 ICA 床突上段前壁动脉瘤样凸起，基底较宽，前床突未遮挡动脉瘤颈，两者间有一定的距离，动脉瘤周围未见分支血管（图 2-5，图 2-6）。

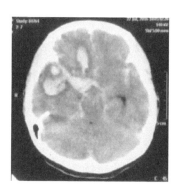
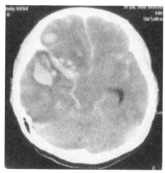

图 2-4　发病 14 小时头部 CT

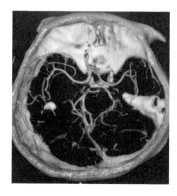
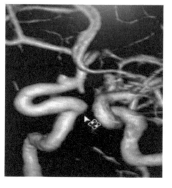

图 2-5　头颅 CTA 示颈内动脉床突上段前壁
动脉瘤样凸起，基底较宽

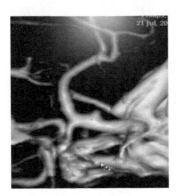 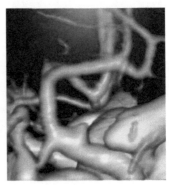

图 2-6 头颅 CTA 示前床突与动脉瘤的关系，
前床突未阻挡动脉瘤颈

经各项术前准备工作后，在急诊全麻下行右侧扩大翼点入路动脉瘤夹闭术，术前先暴露颈动脉，以备术中临时阻断。充分分离外侧裂，显露同侧大脑中动脉（M1）和大脑前动脉（A1），见 ICA 被红色凝血块包绕，清理部分血肿后，显露后交通动脉和脉络膜前动脉，在颈部临时阻断 ICA，颅内阻断 M1、A1 起始部和后交通动脉，进一步清除血肿，发现已破裂的 BBA，同时见局部载瘤血管异常扩张，将修剪好的血管补片穿过颈内动脉的下壁，包裹动脉瘤及载瘤血管，确保后交通动脉及脉络膜前动脉通畅，用动脉瘤夹夹闭固定补片，调整瘤夹方向，确保载瘤血管通畅，取出临时阻断夹，无活动出血。术后入住 NICU，给予镇痛、镇静等目标管理处理，复查 CT，未见明显缺血性改变（图 2-7~图 2-9）。患者手术后病情平稳（图 2-10）。1 周后停用镇痛剂、镇静剂，患者清醒，无肢体活动障碍。术后 3 周做头颅 CTA 及 CT 检查，显示载瘤血管轻度狭窄，未见动脉瘤复发，对侧硬膜下少量积液，患者出院（图 2-11~图 2-13）。

 笔记

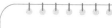

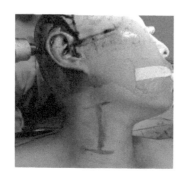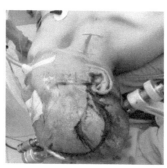

图2-7　手术体位及切口，扩大翼点入路，同时在颈部显露颈内动脉

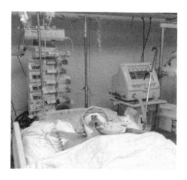

图2-8　术后入住 NICU，对患者进行目标管理

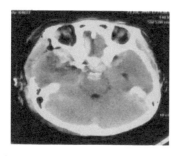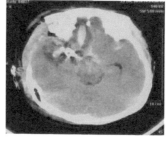

图2-9　术后第2天头颅 CT 示动脉瘤术后变化，中线居中，侧脑
室基本对称，环池结构清晰，减压窗稍饱满

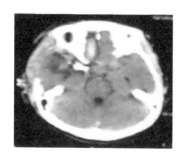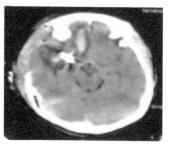

图2-10　术后1周头颅 CT 示动脉瘤术后变化，脑肿胀明显好转

笔记

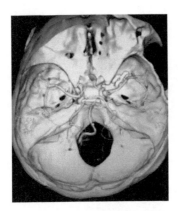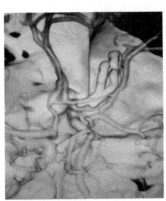

图2-11 术后3周头颅CTA示载瘤血管保留，远端血管显影良好

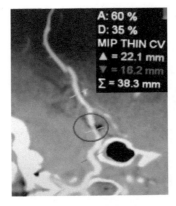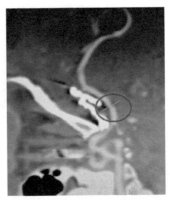

图2-12 术后3周头颅CTA二维曲面成像示载瘤血管轻度狭窄

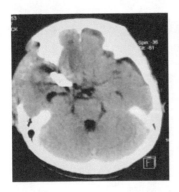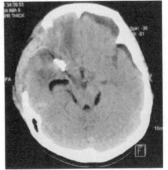

图2-13 术后3周头颅CT

🔬 病例分析

BBA 发病率占 ICA 瘤的 0.9%～6.5%，占全部颅内动脉瘤的 1%，占全部颅内破裂动脉瘤的 0.5%～2.0%。随着医学影像学的不断进步，颅内 BBA 患者的确诊数量在逐渐增加。国内目前暂无本病的流行病学调查和大宗尸检资料，其准确的发病率难以得出。文献系统回顾发现有报道的 BBA 患者数量约 400 例，女性发病率较高，多见于女性右侧 ICA，且平均年龄 49.3 岁，较一般的蛛网膜下腔出血（subarachnoid hemorrhage，SAH）所致动脉瘤患者年轻。

由于 BBA 极低的发病率及对于该类动脉瘤认识的不足，其病理生理机制并不十分明确。有关研究显示 BBA 是不同于囊状动脉瘤的假性动脉瘤，是一类好发于 ICA 床突上段非血管分叉部位的半球形、宽颈动脉瘤。其相关病理解剖研究提示该类动脉瘤瘤壁内弹力层及血管壁中层缺失，缺损部位是由纤维蛋白组织及血管外膜构成。通过相关文献复习认为 BBA 的形成可能存在以下原因。①动脉粥样硬化导致血管内弹力层改变，BBA 内弹力层缺失，最终导致动脉壁破裂，形成此类动脉瘤。②BBA 好发于 ICA 床突上段前壁、前内侧壁，此处的血流动力学压力也相对较高，其发生可能与血流直接冲击于 ICA 床突上段血管弯曲处（动脉瘤发生部位）有关。目前，有关通过改变血流动力学（单纯支架置入、多重支架置入、血流导向支架置入）治疗 BBA 的成功病例，亦可以在一定程度上证实血流动力学是 BBA 形成的重要因素之一。③在行 DSA 检查时发现，BBA 中部分患者存在 ICA 夹层征象，考虑动脉夹层可能是 BBA 的发病原因之一。综上所述，BBA 的形成更可能是多因素共同作用的结果，然而对于各因素在 BBA 形成中的重要程度尚需进一步研究。

笔记

脑 CTA 检查对于颅内动脉瘤的诊断作用显著，DSA 仍是 BBA 诊断的重要标准。其中对于瘤体较小、位置特殊的 BBA，3D-DSA 检查的诊断更加准确。我们认为，影像学检查及临床特点等可以用于临床诊断 BBA，但 BBA 的明确诊断可能仍需依赖手术探查及病理检查。同时，CTA 和 DSA 两者相结合对 BBA 的诊断价值和对手术的指导意义更大。根据术前影像学检查所显示的病变位置、特征可以制定个体化手术方案，采用更合理的手术入路和对 BBA 的处理方法，更好地降低手术的副损伤和 BBA 的出血及复发率。所以，在患者经济状况允许的前提下，术前同时准备 3D-DSA 和 3D-CTA 影像资料，会更有利于 BBA 的准确诊断及指导手术治疗。

不同学者依据各自对于 BBA 的认识及治疗经验提出了许多不同的治疗方式。大致包括血管内治疗及显微手术治疗两大方面。但对于 BBA 治疗的最佳方案依然存在较多争论。

发现 BBA 后决定进行手术治疗之前，一定要做充分的术前评估及准备。首先，要对血管侧支循环做充分评估，了解代偿状况。其次，术前必要时应暴露 ICA，以应对术中出血无法控制的局面。手术过程中，颅内动脉瘤如有夹闭的可能，可以先尝试夹闭动脉瘤；如果夹闭困难，可以使用合适的材料包裹 BBA；如果代偿较好，术中不易分离载瘤动脉的背侧部，包裹困难，可以考虑孤立动脉瘤，牺牲 ICA 而无须颅内外血管架桥；如果代偿不好，比较稳妥和彻底的处理方法是先行颅内外血管架桥，再行动脉瘤孤立。同时必须认识到，即使球囊闭塞试验（ballon occlusion test，BOT）为阴性的患者，在闭塞 ICA 后仍有较高的迟发性脑缺血事件发生率，术前需详细向患者家属交代。

对于血管内治疗的患者，选择合适的手术方式是十分必要的。支架辅助弹簧圈栓塞术目前已较为普遍地应用于 BBA 的血管内治疗。其可以较好地应对 BBA 小和宽颈的问题。并且，支架较易引起内膜增生覆盖支架，使病变的载瘤动脉得以重塑。但支架植入后需长期抗凝治疗，存在较高的潜在出血风险，需要引起重视。

专家点评

BBA 位于 ICA 前壁，非血管分叉之处，具有瘤体小、宽基底、壁菲薄、易出血等特征，还具有高度不稳定性，短期内形态可能发生变化，一旦破裂，致残率和致死率极高。BBA 的病理特征是内膜和中层弹力层缺失，仅有菲薄外膜，具有夹层动脉瘤的某些特征，单纯介入治疗疗效不确切，而且术后容易再出血，直接夹闭也十分困难，动脉瘤孤立后再行高流量搭桥，虽然疗效肯定，但手术复杂，术后也容易发生出血缺血事件，动脉瘤包裹夹闭似乎具有一定的可行性，但疗效有待于进一步观察。病例 1 采用小薄层包裹材料（Teflon 棉）进行覆盖并用 EC 胶固定，包裹动脉瘤，动脉瘤夹夹闭固定包裹材料。病例 2 利用血管补片，环形包裹动脉瘤和载瘤血管，用动脉瘤夹夹闭固定包裹材料，术后复查显示动脉瘤未见复发，载瘤血管略有狭窄，但不影响远端血供，也无神经功能障碍。这 2 例 BBA 的远期疗效尚有待进一步观察，且均在随访过程中。

参考文献

1. 黄腾月. 血泡样动脉瘤研究新进展. 疑难病杂志，2018，17（7）：743 – 745.

2. 马廉亭. 颅内血泡样动脉瘤有关问题商榷. 中国临床神经外科杂志，2017，22（5）：289.

3. 王冉，周洪语. 颈内动脉血泡样动脉瘤的治疗进展. 立体定向和功能性神经外科杂志，2017，30（4）：253 – 256.

（陈来照　郝铮）

003
脑干海绵状血管瘤

病历摘要

患者，女，21岁。主因突发性右侧肢体活动障碍4天入院。

入院检查：嗜睡，双眼球水平震颤，右眼向左侧凝视，右侧鼻唇沟变浅，右上肢肌力Ⅰ级，右下肢肌力Ⅲ级，双侧肢体共济运动失调。头颅CT提示脑干出血（图3-1）；MRI提示中脑、脑桥海绵状血管瘤合并出血可能（图3-2）。

入院后保守治疗4周，在充分术前准备条件下行左侧乙状窦后切口，经幕下小脑上入路行脑干海绵状血管瘤（brainstem cavernous malformations，BCMs）切除术。手术顺利，显微镜下全切肿瘤（图3-3～图3-5）。术后恢复良好（图3-6，图3-7）。出院时患者神志清楚，言语流利，眼球活动正常（图3-8），左侧肢体肌力Ⅳ

笔记

级，右侧肢体肌力Ⅴ级，双侧病理征阴性。

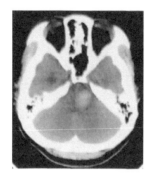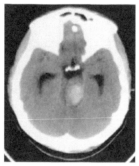

图 3-1   术前 CT 检查

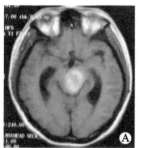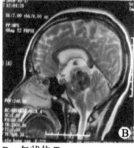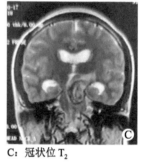

A：轴位 T_1 B：矢状位 T_2 C：冠状位 T_2

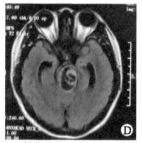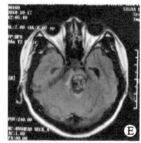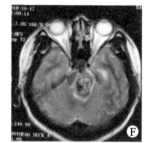

D：轴位 FLAIR   E：轴位增强   F：轴位 T_2

图 3-2   术前 MRI 检查

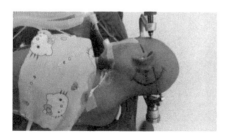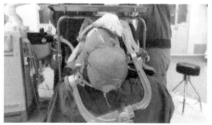

图 3-3   手术体位

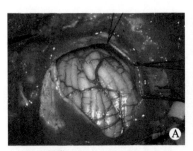
A：切口硬膜

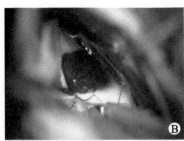
B：暴露脑干（肿瘤露头）

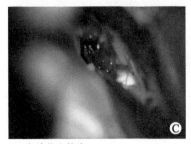
C：海绵状血管瘤

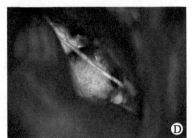
D：瘤腔及滑车神经

图3-4　手术过程

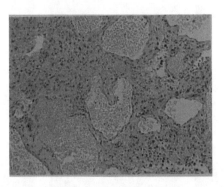

图3-5　术后病理示海绵状血管瘤（HE，×200）

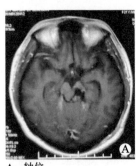
A：轴位

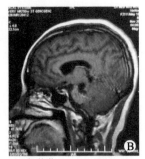
B：矢状位

图3-6　术后增强MRI检查

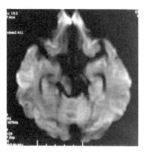

图 3-7　术后 MRI-DWI
检查，轴位

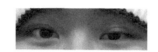

图 3-8　患者出院时眼球
活动正常

🔬 病例分析

　　BCMs 占颅内海绵状血管瘤的 8%～35%。其自然病史及病理演变过程尚不清楚，与其他部位相比具有 2 个显著特征：①出血发生率高，微量出血或轻微的病理改变就会出现严重的神经系统症状和神经功能的缺失；②手术风险大，由于脑干部位深在、结构复杂，功能重要，布满核团和传导束，术后容易出现神经功能障碍。目前认为 BCMs 没有最佳治疗方案，未经治疗的 BCMs 自然病史中的出血率和再出血率相差很大。对于有症状的 BCMs，如果病灶浅表，手术可以防止肿瘤反复出血；但是如果病灶位于脑干的深部，考虑到手术风险，尽可能保守治疗。迄今为止，尚未发现 BCMs 再出血风险评估的可靠指标，Arauz 等研究发现肿瘤位于腹侧、直径大于 18 mm、病变累及脑干中央的海绵状血管瘤更易出血，且与预后不良密切相关。对于年轻的 BCMs 患者，瘤体体积小、未出血、症状轻的预后良好。Macdonald 等研究同样发现 BCMs 的出血及再出血风险明显高于颅内其他部位的海绵状血管瘤，而且一旦发生症状性出血，那么再出血的概率明显增加，2 年后逐渐降低。

　　1. BCMs 病理演变过程。BCMs 因反复出血，导致病灶扩大，

笔记

神经功能缺损进行加重。Kupersmith 等通过病理演变将其分为 2 种类型。第 1 种是瘤内出血型，即血肿位于海绵状血管瘤的实质内，血肿周边为弥散的实质病灶，反复出血，病灶进行性增大。对于这一类 BCMs，术后周边容易出现病灶残留，一旦病灶残留，术后就有再出血风险；完全切除肿瘤，又有加重脑干功能障碍的风险。第 2 种是瘤外出血型，即出血发生在海绵状血管瘤外围，反复出血，将局限的实体病灶推移向脑干一侧。手术策略是清除血肿，充分减压，保留血肿周围的胶质增生层，最大限度地保护神经功能，全切海绵状血管瘤，防止术后再出血。

2. BCMs 手术适应证。手术和保守治疗哪种方法更佳存在很大争议。无症状性 BCMs 出血率很低，是否手术治疗应当慎重考虑。症状性 BCMs 一般均为出血所致，在选择外科治疗的同时应当考虑手术风险、患者状况及再出血的概率。对于单次出血、仅有轻微症状或无症状患者而言，不主张外科干预。如果患者经历 2 次以上症状性出血，而且病灶靠近脑干浅表部位，才考虑手术治疗。但是如果出血严重，出现多发脑干神经功能障碍，病灶被脑干实质包绕，远离脑干表面，手术有可能增加新的神经功能障碍，应当考虑推迟手术治疗。由于具有多次出血特性，可以导致上行感觉传导束、下行运动传导束、颅神经核团的机械性损伤，导致各种神经功能障碍，出现不可逆的神经损伤。显微手术切除病灶，既可以解决占位效应，又能阻止反复出血。因此部分患者可以从手术治疗中获益。手术指征包括：①反复出血，神经功能障碍进行性加重；②病灶内出血或病灶外出血形成占位效应；③外生性病灶或病变邻近脑干表面，手术易于到达。

3. BCMs 手术时机。手术时机也存在很大争议，Bruneau 等主张急性期手术，其优点是早期清除血肿，可以起到减压效果，有利于神经功能的改善，另外随着时间的推移，血肿可以发生机化、纤维化、钙化及胶质增生，增加手术难度；但是也有学者认为，应该在出血后 2~6 周的亚急性期手术，因为这个阶段手术，血肿更易于清除，周围神经损伤趋于稳定。此外，通过 MRI 容易判断肿瘤边界，有利于全切病灶，术前应用激素 1~2 周，也有利于减轻周围水肿，有利于神经功能改善。Spetzler 等也认为应当在出血后 6~8 周手术，因为血肿腔的存在及部分血肿液化更有利于到达病灶，对于全切肿瘤也有帮助。反而延期手术，由于血肿吸收后，周围胶质增生，加大手术难度，使全切病灶面临更大的挑战。

4. BCMs 手术技巧。海绵瘤是一种良性血管瘤病灶，由内含缓慢血流的窦状血管和血肿胶囊组成。由于少量的反复出血，导致血肿增大压迫周围脑干，手术的目的是清除血肿，解除脑干压迫，全切肿瘤，消除再出血风险。手术的关键是在脑干表面的安全区域做最小切口，病灶内减压后分块切除。BCMs 与幕上病灶不同，仅切除病灶，保留周围含铁血黄素染色的组织。术中尽可能保留周围发育异常静脉（developmental venous anomaly，DVA），损伤静脉可能面临脑干静脉性梗死，导致灾难性的后果。家族遗传倾向的 BCMs 一般不合并 DVA。多数情况下，在脑干表面可以看到黄染或深蓝色区域，该区域是距离病灶最浅之处。反复出血也可以将海绵状血管瘤推移至脑干表面，接近软膜，该处缺乏正常组织的覆盖，有利于病灶切除。神经电生理及神经导航等在 BCMs 的手术过程中有一定的价值。全切肿瘤后，周围富有弹性的神经组织就会向原来肿瘤所占有的区域回缩，肿瘤残腔和手术通道明显变小，这一特征可以间接地反映肿瘤全切。手术结束前一定要仔细检查瘤腔，病灶残留将面临极高的再出血风险。

5. BCMs 放射治疗。放射治疗颅内海绵状血管瘤存在争议，虽

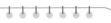

然部分学者坚持认为，放射治疗可以降低放射治疗 2 年以后的出血风险，然而放射治疗后 2 年之内的出血风险仍高达 11% ~ 15%，以后才逐渐降至 1.0% ~ 2.4%，但不幸的是由放射导致的不良反应接近 15%。更具讽刺的现象是，立体定向放射外科在治疗原发颅内海绵状血管瘤的同时，可以诱导新的病灶形成。反对者甚至认为，放射治疗 2 年后，出血风险降低并非放射治疗的保护作用，而是疾病的自然发展规律。对于老年患者，放射治疗也许可以作为 BCMs 的治疗方法。有些学者认为，放射治疗可以使高龄患者获益，但也有学者反对放射治疗，Houck 等认为放射治疗作用恰恰相反，可能增加出血风险。

6. BCMs 术后处理。术后早期，29% ~ 67% 患者可能出现症状加重，应当早期进行神经功能康复训练。术后入住 ICU 观察，只有当患者咳嗽反射、咽反射恢复，无后组颅神经损伤体征时，才拔除气管插管。在吞咽功能恢复之前，留置胃管进食。术后应当早期复查 MRI，由于含铁血黄素对周围组织的影响，无法通过 MRI 对肿瘤切除程度进行判断，必须结合手术情况予以综合分析。尽管如此，早期 MRI 检查还是非常有必要的，因其可以给后期的复查提供很好的影像对比资料。

7. BCMs 的预后。研究发现预后与 5 种因素密切相关，即发病年龄、病灶大小与出血多少、病变是否越过中线、是否合并静脉发育异常、是否早期手术。严格选择手术适应证，通过恰当的手术入路和脑干安全区域抵达病灶，多数患者预后良好，生活质量能够达到甚至优于术前水平。目前 BCMs 的手术死亡率不超过 4%，手术致残的主要原因是术中不当操作和脑干水肿，永久致残率在 12% ~ 21%。

笔记

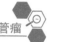
专家点评

在过去的 20 年里，随着医学影像学的发展，手术技术的提高，BCMs 的外科治疗取得了长足的进步。毫无疑问手术治疗大大地降低了再出血风险，但手术本身的高致残率问题也毋庸置疑。多数学者主张，对于首次出血的 BCMs 应当采取更加谨慎的态度，保守治疗可以获得良好的效果。只有发生 2 次以上出血或进行性恶化的病变，才主张外科手术干预。术前对病灶三维影像仔细分析、选择最佳手术入路、通过脑干最安全的区域切除病灶以减少脑干不必要的损伤，是术前必须认真考虑的内容。导航和电生理监测对手术的顺利实施有重要帮助。BCMs 的放射治疗效果存在争议，只有当病灶位于脑干中心区域且多次出血，才建议尝试治疗。手术技巧方面：①手术入路选择至关重要，病灶露头，直接经过脑桥受损区域切除病灶；如果病灶未突破脑干软膜，应当经相应的脑干安全区域抵达病灶，切除肿瘤。②术中尽可能少用电凝，供血动脉应当在靠近肿瘤处电凝离断，病灶周围的粗大引流静脉尽可能保护，损伤后可能导致脑干静脉性梗死。③术中须仔细检查瘤床，防止肿瘤残留，否则仍有再出血风险。

参考文献

1. 彭志刚. 颅内海绵状血管瘤的自然病程、影像学诊断和立体定向放射外科治疗. 国际神经病学神经外科学杂志, 2017, 44（2）：221 – 224.

2. 崔岩, 宋宏伟, 许金剑. 显微手术治疗脑干海绵状血管瘤的疗效. 血管与腔内血管外科杂志, 2019, 5（3）：225 – 226.

3. 周德祥, 詹升全, 周东, 等. 脑干海绵状血管瘤显微手术治疗分析. 中国脑血管病杂志, 2016, 13（8）：434 – 435.

（陈来照）

笔记

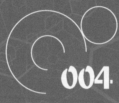

004
颈椎管内外沟通神经鞘瘤

病历摘要

患者，男，46岁。因右下肢麻木无力，曾于2017年4月行颈椎MRI检查，发现C_6~C_7水平椎管内占位病变（图4-1），肿瘤主要位于椎管内，经椎间孔向外发展，与椎动脉关系密切，在外院行椎管肿瘤切除术，术后症状明显缓解。2018年5月16日再次出现右侧肢体麻木伴无力感，复查颈椎MRI示C_6~C_7椎管内占位病变术后复发（图4-2），收住入院。患者自发病以来，精神、食欲、睡眠可，大小便未见明显异常。

入院检查：神志清楚，言语流利，双侧瞳孔等大等圆，直径约3 mm，对光反射灵敏，右侧上、下肢肌力Ⅳ级，痛温觉减退，余肢体肌力Ⅴ级，肌张力正常，双侧巴氏征未引出。

笔记

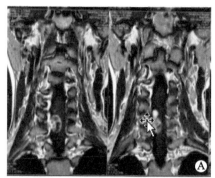

A：冠状位

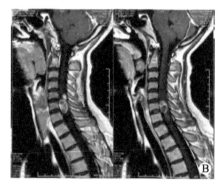

B：矢状位

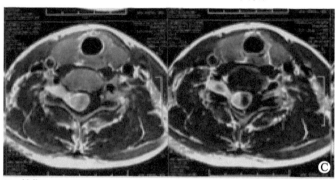

C：轴位

图 4 - 1　2017 年 4 月 13 日颈椎 MRI（增强）

　　入院后行各项术前准备，于全麻下行原切口入路椎管内、外肿瘤切除术，术中磨除部分 C_6 下关节突和 C_7 上关节突（图 4 - 3），保留 1/3 关节突，扩大椎间孔的显露，T 形切口硬脊膜与 $C_6 \sim C_7$ 椎间孔处硬脊膜，术中见部分肿瘤位于髓外硬膜下，通过椎间孔向椎管外生长，与椎动脉接触。首先切除硬膜下肿瘤后，再沿椎间孔直视下切除椎间孔及椎管外肿瘤，缺损硬脊膜处用肌肉填塞，缝合硬脊膜。术后肢体麻木逐渐减轻，肢体肌力增加至 V 级，复查颈椎 MRI 提示椎管内、外肿瘤全切（图 4 - 4），术后 10 天出院。术后病理诊断：神经鞘瘤。

笔记

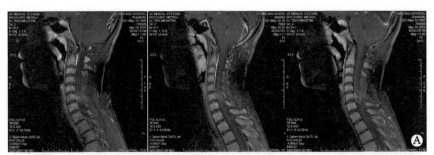

A：矢状位

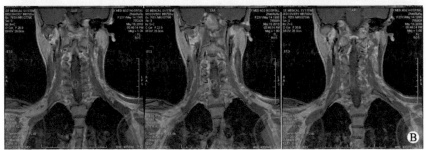

B：冠状位

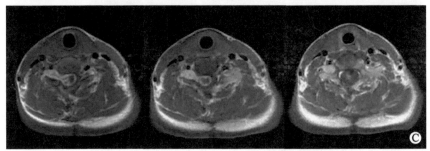

C：轴位

图 4 -2　2018 年 5 月 16 日颈椎 MRI（增强）

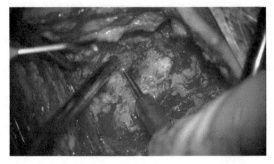

图 4 -3　磨除 $C_6 \sim C_7$ 部分下上关节突（2/3），
　　　　扩大椎间孔的暴露

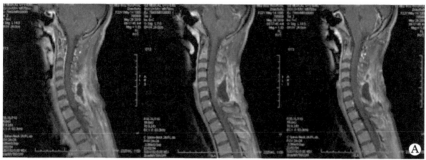

A：矢状位

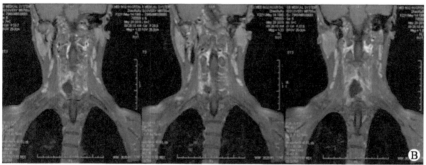

B：冠状位

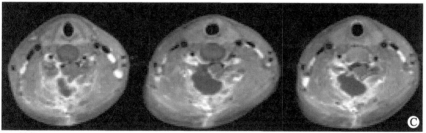

C：轴位

图 4 - 4　二次术后复查 MRI

🔬 病例分析

　　髓外硬膜下肿瘤是成人最常见的椎管内肿瘤，几乎皆为良性，生长缓慢。神经鞘瘤起源于神经鞘膜细胞，最常见于髓外硬膜下，但也可见于髓内、硬膜外，经常通过神经孔穿出椎管外形成"哑铃

笔记

形肿瘤"，造成对神经根的压迫，向胸腔、腹腔后生长，影像学上常有许多特征性的表现，大多数肿瘤有包膜，手术切除率高，预后好。神经鞘瘤大体上表现为偏心的光滑球形肿块，组织学上神经鞘瘤分为 Antoni A 型和 Antoni B 型两种，Antoni A 型表现为有梭形核形成的双极纺锤形细胞，被栅栏状的嗜酸性基质形成的苍白带而隔开；Antoni B 型表现为排列松散的卫星细胞，表现为微囊和黏蛋白改变，也可见到脂质的泡沫样细胞。对于颈椎管哑铃形神经鞘瘤，应尽可能采用创伤小的手术方式，在切除肿瘤的同时，减少棘突、韧带、椎板及小关节的破坏，减小创伤和对脊柱稳定性的破坏，预防脊柱后凸和侧凸畸形的发生。一般采用后正中入路全椎板或半椎板开窗手术，对骨质破坏严重者需在切除肿瘤后行内固定手术，但巨大肿瘤切除则需切断附近的韧带，必要时还需切断神经根，同时注意脊髓功能的保护及硬脊膜和切口各层的严密缝合。术中需注意：①由于椎管内肿瘤占位效应和脊髓因肿瘤压迫而变得很薄，若保护不妥，脊髓很容易受到损伤。故从切除椎板开始就应注意，以高速磨钻或薄的枪状咬骨钳切除椎板，使用咬骨钳时要避免从中线部位插入椎管，以防加重脊髓或延髓损伤。应用较厚的枪状咬骨钳容易损伤脊髓。②哑铃形肿瘤邻近或包绕椎动脉，术前需常规行椎动脉 MRA 或 DSA，了解椎动脉走行及其与肿瘤的关系，明确健侧血供是否正常，考虑术中是否可行椎动脉结扎。切除移行部肿瘤时可能导致该部位静脉破裂引起静脉大量出血，需在直视下电灼或使用吸收性明胶海绵压迫止血，切忌盲目电灼，以避免损伤椎动脉及静脉。处理椎旁肿瘤时，如果肿瘤较大则先行包膜内分块切除，然后沿包膜钝性剥离，这样可大大降低肿瘤切除的难度；但该操作出血较多，应及时应用双极电凝止血。③如果肿瘤位于脊髓腹侧，切除肿瘤时要特别注意牵拉脊髓不能过度，且持续时间不宜过长，切忌脊髓翻转。④根据瘤体大小采取整块或分块切除，小的肿瘤可以完整切除，但体积较大的肿瘤一般先对硬膜内的部分给予切除，以防止在切除硬膜外部分时对脊髓造成二次压迫而损伤颈髓。⑤术中在切除肿瘤而不造成神经损伤的前提下，尽可能保留骨性结构，特别是寰椎后弓及寰椎、枢椎侧块，为重建稳定性创造有利条件。⑥大多数颈椎椎管内哑铃形肿瘤都可以通过单纯后路手术切除，但对于部分较大的哑铃形肿瘤（肿瘤边缘距离硬膜＞5 cm）而言，单一入路肿瘤切除较困难，也可选择联合入路。椎管内肿瘤，手术中可能对脊髓或神经根造成损伤，神经电生理监测可减少脊髓损伤≥50% 的发生率。为了避免严重并发症，及时评估手术疗效、指导手术进程，最大程度切除病变组织，预测和判断术后运动功能，应用术中神经电生理监测十分必要。

专家点评

　　哑铃型的椎管神经鞘瘤手术难度较大，术后容易残留，尤其是位于颈椎的神经鞘瘤，由于其与椎动脉的特殊关系，给全切肿瘤造成很大的困难。对于沿椎间孔向外生长的肿瘤，如果用拖、拽、刮等技术切除，容易损伤椎动脉，引起严重的并发症，甚至危及患者生命。该患者虽然为神经鞘瘤，但术后 1 年复发，可能与术中椎管外残留有关。二次手术通过扩大椎管入路，磨除部分关节突，增加椎间孔的显露，直视下切除椎管外肿瘤，既达到全切肿瘤的目的，又不增加手术风险。但一定要注意脑脊液漏与椎管稳定性问题，因此切除肿瘤后应当严密缝合硬脊膜，硬脊膜缺损处采用肌肉或脂肪填塞修复。在磨除关节突的过程中，应当保留关节面的部分存在，确保脊柱的稳定性不受太大的影响。

参考文献

1. 李浩. 磁共振成像在椎管内神经鞘瘤诊断中的应用价值分析. 实用医学影像杂志, 2019, 20 (2): 201 - 202.

2. 林国中, 马长城, 王振宇, 等. 脊髓髓内神经鞘瘤的显微微创治疗. 中国微创外科杂志, 2019, 19 (4): 326 - 329, 340.

3. 陈德平, 刘盛泽, 陈实, 等. 神经生长因子 β 对椎管内神经鞘瘤细胞增殖的影响. 中国组织工程研究, 2019, 23 (15): 2373 - 2379.

4. 陶海鹰, 喻剑舟, 卫爱林, 等. 后路椎板切除手术治疗脊柱椎管内神经鞘瘤的疗效分析. 临床外科杂志, 2018, 26 (10): 783 - 786.

（阴晓峰）

005
左侧桥小脑角脑膜瘤

病历摘要

患者，女，63岁。主因头晕伴耳鸣20余日入院。

入院检查：神志清楚，语言流利，对答切题，双侧瞳孔左：右＝3.0 mm：3.0 mm，光反应灵敏，四肢肌力、肌张力正常，头面部及四肢深浅感觉对称存在，左侧跟膝胫试验阳性，闭目难立征阳性，双侧巴氏征未引出，双侧霍夫曼征阴性。头颅MRI提示左侧小脑占位，考虑脑膜瘤（图5-1）。行全脑DSA检查，确认肿瘤供血动脉（图5-2）。

完善术前检查，制定手术策略，于2018年7月17日全麻下行左侧旁正中入路左侧小脑占位性病变切除术，术后给予积极止血、补液等支持治疗，定期换药，切口拆线，康复出院。病理结果示脑膜瘤，皮细胞型。出院查体：神志清楚，语言流利，对答切题，四

笔记

39

肢肌力、肌张力正常，未有不适主诉（图5-3）。

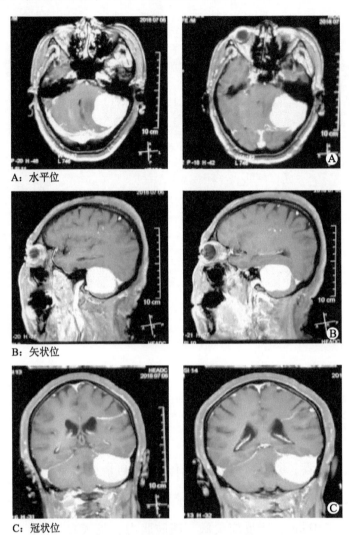

A：水平位

B：矢状位

C：冠状位

图5-1 术前MRI（增强）

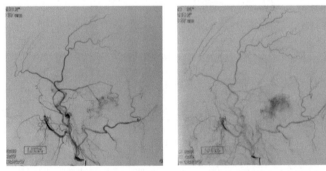

图5-2 术前DSA提示脑膜中动脉和枕动脉参与肿瘤供血

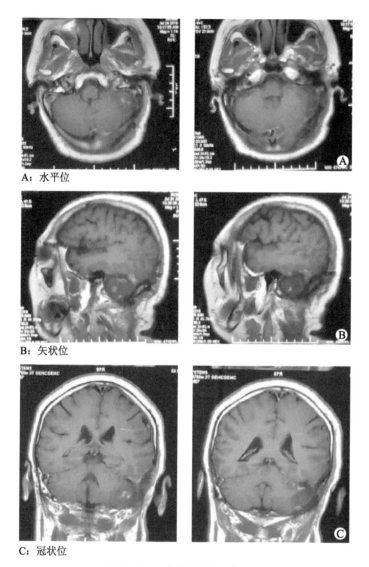

A：水平位

B：矢状位

C：冠状位

图 5 - 3　术后 MRI（增强）

病例分析

　　脑膜瘤是一种中枢神经系统轴外肿瘤，来源于蛛网膜的帽状细胞。该肿瘤常于成人中晚年发病，而且女性患者发病率较高。Cbtrus 报道男性与女性患者的发病率分别是 1.8/10 万和 3.4/10 万。一项 319 例的回顾分析研究表明，92% 的脑膜瘤是 WHO Ⅰ 级（良性），6% 是 Ⅱ 级（非典型性），2% 是 Ⅲ 级（间变恶性）。较小的肿

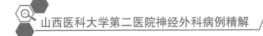

瘤通常没有症状，都是偶然发现的。癫痫是较为常见的症状，发生于 27% 的患者中。

　　增强 CT 或 MRI 是最为常用的诊断手段，也是监测和评价治疗的重要方法。CT 平扫可以很好地显示病变慢性生长对于骨质的重塑效应。肿瘤的钙化（可见于 25% 的病例）和周围骨质的过度骨化是脑膜瘤的特征表现，在非增强的 CT 上可以较好地显示。在很多立体定向放疗的文章中，MRI 被认为可以直接确定脑膜瘤的病理。这些 MRI 表现包括：肿瘤基底附着于硬膜，与灰质等信号；均质显著强化（95%）；经常可见蛛网膜间隙；脑膜尾征（60%）。然而，仍有 10%~15% 的脑膜瘤的影像是非典型性的，与转移瘤和恶性胶质瘤的表现类似。特别的是，分泌型脑膜瘤会有严重的瘤周水肿。因脑膜瘤是一种高度血管化的肿瘤，术中容易发生出血，故有时需进行 DSA 检查从而进行术前计划，某些情况下可以进行术前栓塞，以利于术中控制出血。DSA 结果证明脑膜瘤一般是双重供血，包括 1 根硬膜血管供应瘤体中央，1 根软膜血管供应瘤体周边。如果发现增粗扩大的多支硬膜血管供血，就会出现一种"旭日"效应，瘤内静脉停滞和瘤内血管体积扩张可造成延长的血管染色，称之为"红晕"。

　　已知脑膜瘤含有高浓度生长抑素受体，所以允许使用奥曲肽脑显像协助观察疾病范围，以及从病理学确定其为轴外病变。奥曲肽影像伴放射标记的铟或镓（目前多用）对次全切除术后瘢痕/复发肿瘤中发现残余肿瘤尤为有用。

　　很多研究在观察无症状脑膜瘤患者的病变生长速度时发现，这类患者利用连续的 MRI 随访是很安全的，直到肿瘤体积过大或出现症状时才需要处理。这些研究也证实了脑膜瘤的生长十分缓慢，因此针对一部分无症状患者选择观察是可取的。由于对于每个个体来讲，其生长速度都是无法预测的，因此定期复查头颅影像显得十分必要。

　　Simpson 分级是根据肿瘤切除的范围和肿瘤与脑膜的结合程度

来评价脑膜瘤的手术效果（Ⅰ～Ⅴ级，代表肿瘤的全切程度不断提高），研究发现分级程度与术后原位复发率显著相关。虽然这种分级标准在 1957 年就提出了，但外科医师目前还在使用。

由于肿瘤的位置不同，大范围的安全切除有时难以实现。部分高级别脑膜瘤在完全切除后仍有较高的复发可能性，术后采用高剂量的外放射（＞54 Gy）已经成为提高这类肿瘤控制术后局部复发的标准治疗。放疗技术的进步还包括使用立体定向放射治疗，如线性加速器、伽马刀及赛博刀，采用立体定向放射（单次分割或多次）治疗脑膜瘤的方法在持续进步。提倡采用这种方法替代外放射治疗小的（＜35 mm）、复发或部分切除的肿瘤。另外，在手术不能切除的肿瘤（如颅底脑膜瘤）和由于高龄或医疗并发症导致不适宜行手术治疗的患者中，其也是首选治疗。对于难治性脑膜瘤，生长抑素类似物与 α‑干扰素可能有部分的疗效。

建议根据脑膜瘤患者有无症状和肿瘤大小进行分类。大部分无症状的小肿瘤（＜30 mm）最好观察。如果有急性神经功能损伤，建议手术（如果可以）或放疗（外放射治疗和立体定向放射外科治疗）。30 mm 或更大的无症状肿瘤应当手术切除或观察。有症状的疾病需要随时采取手术积极处理。不适合手术的应当实施放疗。

无论肿瘤大小和症状如何，所有手术切除的Ⅲ级脑膜瘤（即便完整切除后）应当接受辅助放疗以加强局部控制。以下情况需要考虑术后放疗：①无症状Ⅱ级肿瘤；②未完整切除的大的无症状Ⅰ级肿瘤；③未完整切除的大的有症状Ⅰ级或Ⅱ级肿瘤。立体定向放射外科治疗应该替代传统放疗作为有症状病例的辅助或首选治疗。

一个低级别肿瘤的典型方案为第 1 年内每 3 个月做 1 次 MRI，以后 5 年每 6～12 个月做 1 次。5～10 年可以减少影像学复查频率。一旦发现复发，有手术可能的患者应当随时切除病变，然后给予放射治疗。不适宜的患者接受放疗。对于复发不能切除且对放疗缺乏

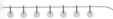

敏感的患者可以进行化疗。选择方案包括生长抑素类似物（仅对生长抑素受体阳性肿瘤）和 α - 干扰素（2B 级证据）。复发时如果没有临床治疗措施可指导时观察也是一种选择。

专家点评

本例是典型的小脑幕脑膜瘤患者，MRI 扫描呈显著均匀强化，伴"脑膜尾"征。术前行脑 DSA 明确肿瘤血供，对于制定手术策略尤为重要，可以在肿瘤切除之前，阻断肿瘤血供，减少术中出血，利于掌控局面。本例患者肿瘤实体及小脑幕硬膜一并切除，接近 Simpson Ⅰ级切除。术后病理提示脑膜瘤，皮细胞型，WHO Ⅰ级，无须做辅助放疗。后续继续定期复查随访。

参考文献

1. LIEU A S, HOWNG S L. Intracranial meningiomas and epilepsy: incidence, prognosis and influencing factors. Epilepsy Res, 2000, 38（1）: 45 - 52.

2. NAKAMURA M, ROSER F, MICHEL J, et al. The natural history of incidental meningiomas. Neurosurgery, 2003, 53（1）: 62 - 70.

3. OLIVERO W C, LISTER J R, ELWOOD P W. The natural history and growth rate of asymptomatic meningiomas: a review of 60 patients. J Neurosurg, 1995, 83（2）: 222 - 224.

4. STAFFORD S L, PERRY A, SUMAN V J, et al. Primarily resected meningiomas: outcome and prognostic factors in 581 Mayo Clinic patients, 1978 through 1988. Mayo Clin Proc, 1998, 73（10）: 936 - 942.

5. MAHMOOD A, QURESHI N H, MALIK G M. Intracranial meningiomas: analysis of recurrence after surgical treatment. Acta Neurochir（Wien）, 1994, 126（2 - 4）: 53 - 58.

（冯富强）

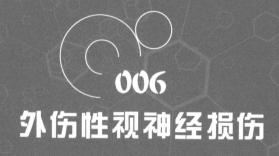

006
外伤性视神经损伤

📋 病历摘要

患者，男，23岁。主因外伤后右眼视力丧失12小时入院。患者车祸受伤，无意识障碍，右眼视力完全丧失，观察无好转入院。

入院检查：头面部多处擦伤，神志清楚，言语流利，对答切题，颈无抵抗。左眼视力粗查正常，右眼无光感，左侧瞳孔直径2 mm，直接光反射灵敏，间接光反射消失；右眼瞳孔5 mm，直接光反射消失，间接光反射灵敏。颅神经征阴性，四肢肌力Ⅴ级，双侧病理征阴性。头颅CT检查示颅内未见异常，蝶窦区薄层扫描三维重建提示右侧视神经管内侧壁骨折（图6-1）。

入院诊断：右眼外伤性视神经损伤。

笔记

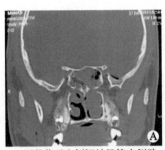
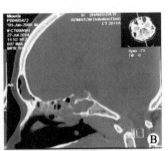

A：冠状位示右侧视神经管内侧壁骨折（箭头所指）

B：矢状位示鞍底骨折

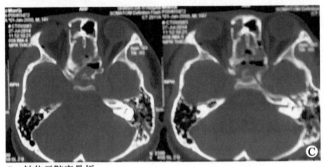

C：轴位示鞍底骨折

图 6-1　蝶窦 CT

　　入院后行眼底检查，未见眼底出血和玻璃体出血（图 6-2）。头颅 CTA 排除颈内动脉海绵窦瘘或假性动脉瘤形成（图 6-3）。完成各项术前检查，急诊在全麻下行神经内镜下经鼻入路右侧视神经管减压术。收缩鼻黏膜，切除钩突及筛泡，经中、后组筛房显露纸样板，沿纸样板向后暴露眶尖，可见视神经管骨折（图 6-4），持续冲水降温，用高速磨钻从眶口至颅口全程开放视神经管，超过周径 1/2，未见脑脊液漏，手术顺利，手术结束后，患者右侧视力恢复光感，复查 CT 示视神经管减压充分（图 6-5），术后给予激素冲击治疗。术后 2 周视力达到 0.3+（图 6-6）。

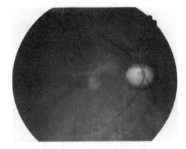

图 6-2　眼底检查示视乳头苍白

笔记

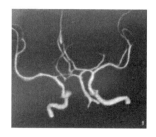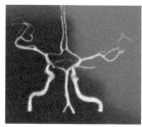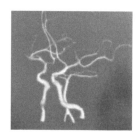

图 6-3　头颅 CTA 检查未见异常

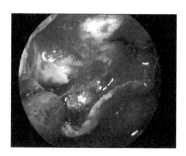

图 6-4　术中见右侧视神经管骨折

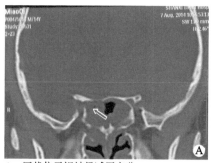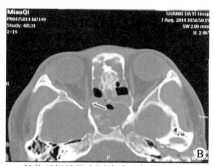

A：冠状位示视神经减压充分　　　　　　　B：轴位示视神经内侧壁减压充分

图 6-5　术后 CT

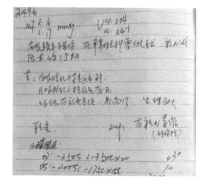

图 6-6　术后眼科会诊结果

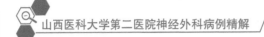

病例分析

患者外伤后立刻出现右侧视力丧失，行眼眶周围 CT 检查提示视神经管骨折，眼底检查排除眼底出血和玻璃体出血，头颅 CTA 未见假性动脉瘤及颈内动脉海绵窦瘘，具有明确的手术指征，家属同意手术后，急诊在全麻下行视神经管减压术。

视神经管减压手术中的关键问题。①减压部位：开颅手术针对外侧壁和上壁。内镜针对视神经管的内侧壁和下壁，然而骨折有时发生在视神经管的上壁。通过对蝶窦腔解剖研究发现，内镜经鼻蝶入路手术可以完成对视神经管上壁的有效减压，其有效性可以达到类似于内侧壁的减压。②解剖标志：蝶窦气化程度影响眶尖的部位，眶尖是经筛窦手术中十分重要的解剖标志。通过暴露纸样板，逐渐到达眶尖。③减压范围：手术成功的关键，包括两个方面，即视神经管周径的 1/2（180°减压范围），视神经管的全长，从颅口至眶口。④关于视神经鞘膜切开问题：传统观点认为，视神经减压必须全程切开视神经鞘膜，包括总腱环。目前对此争议较大，因为在切开视神经鞘膜的过程中难免对视神经产生影响，因此目前倾向于行单纯的视神经管减压术。切开视神经鞘膜指征为鞘膜有肿胀或瘀血。

视神经管减压手术并发症。①脑脊液鼻漏：鼻中隔黏膜瓣是修复颅底硬膜缺损的很好的组织，有报道修补成功率为 100%。要求在手术前期予以保护备用。②视神经损伤：磨钻/热损伤/双极电凝。③颈内动脉损伤：磨钻/CTA/视神经 – 颈内动脉隐窝。④眼动脉损伤：视神经内下方 75%，下方 25%，不切开鞘膜一般不会损伤。

专家点评

外伤性视神经损伤约占颅脑损伤的 4%，致残率极高，预后不佳，严重影响患者的生活质量。由于有效率较低，视神经减压术一直存在争议，包括手术时机、手术指征、手术方式、减压范围、鞘膜切开、激素冲击等。本治疗小组共实施内镜视神经管减压术 40 余例，总的体会为对于外伤性视神经损伤、术前无光感的患者，内镜经鼻视神经减压术的总有效率大约为 20%，手术应当尽早实施，可能会提高手术疗效。

手术的关键问题是视神经管的确定，由于外伤影响，蝶窦腔结构受到不同程度的破坏，辨认视神经管有时并不容易，往往需要开放蝶窦腔才能确定。纸样板和眶尖是寻找视神经管非常可靠的解剖标志。纸样板：眼眶内侧壁，筛窦外侧壁，与蝶窦外侧壁相连，是视神经管减压手术的关键解剖标志。术中可以打开靠近视神经管 1 cm 处眶尖处纸样板，向内侧解剖即可显露视神经。眶尖：蝶窦外侧壁与上壁的连接处。眶内侧壁、眶尖是视神经减压术中最可靠的解剖标志。术中超声对于判断视神经管十分有利。

（陈来照）

007
MRI 引导立体定向
颅内病变活检

病历摘要

患者，男，51 岁。因记忆力下降伴反应迟钝半年，大小便失禁3 个月入院。无明显头痛、头晕、恶心、呕吐等症状。

入院检查：神志清楚，反应迟钝，表情呆滞、淡漠，颅神经（－），四肢肌力Ⅴ级，双侧巴氏征阴性。头颅 CT 检查未见明显异常（图 7-1）；头颅 MRI 检查示双侧额叶皮层下蝶形大片稍长 T_1、T_2 信号影，位于皮层下，双侧脑室额角旁，胼胝体受侵，增强扫描病变无强化（图 7-2）。

为进一步明确诊断，行 MRI 引导下立体定向颅内病变活检术。使用 Leksell 立体定向定位头架，MRI 定位下确定靶点坐标，在局麻下行脑内病灶活检术（图 7-3），手术过程顺利，术后未

笔记

出现新的神经功能损伤症状。术后病理回报：弥漫性星型细胞瘤WHO Ⅱ级（NOS）（图7-4）。诊断明确后予以后续的化疗和放射治疗。

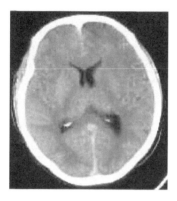
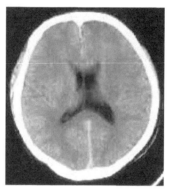

图7-1　头颅 CT

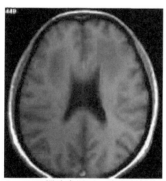
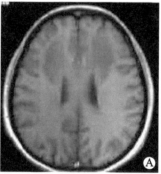

A：T_1 双额叶皮层下、脑室旁低信号病灶，占位效应不明显

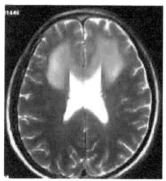
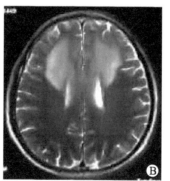

B：T_2 双额叶皮层下、脑室旁高信号病灶，两侧病灶经胼胝体相连

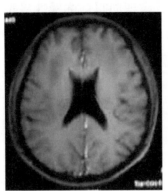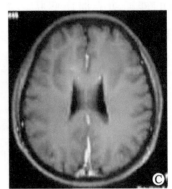

C：增强扫描病灶无强化

图 7 - 2　头颅 MRI

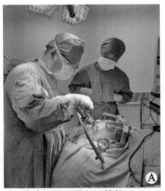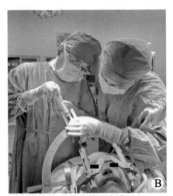

A：头皮切开及置入活检针　　　B：旋转抽吸获取病理组织

图 7 - 3　术中取病理活检

图 7 - 4　病理结果（HE，×40）

病例分析

　　立体定向活检技术应用于诊断颅内病变已 30 余年，MRI 引导的立体定向活检术使更多的颅内病变得到定性诊断，为后续治疗提供了确切依据。本例患者应用 Leksell 立体定向定位头架，在 MRI 引导下行立体定向穿刺活检取得了较为满意的效果。

　　1. 手术方法。患者术前 2 小时全头备皮，局麻下安装 Leksell 型立体定向仪底座和框架。选择 MRI T_1 增强和（或）T_2 序列扫描，依据病变位置及影像学特点确定靶点，测算靶点坐标。患者进入手术室后依据拟定的穿刺轨迹选择合适的体位。常规消毒术野、头架和框架后铺单，安装定位弓及导向活检系统。入颅点选取额部或顶部，局麻下切开头皮，颅骨钻孔，硬膜切小孔，利用侧方切割型活检针深入靶点取材，通过注射器产生负压和活检针旋转剪切获取病变组织，约为 2 mm × 10 mm 长条状，每个靶点可取材 2 ~ 3 块，甲醛固定送检，去除活检针后缝合头皮，加压包扎。

　　2. 手术要点。①穿刺点和穿刺方向的选择：穿刺点选择非功能区脑皮层，穿刺方向避开脑室壁、脑池及血管。②核对坐标：反复多人核算穿刺靶点的 X、Y、Z 各坐标值。③取材：活检取材时操作需轻柔，在取瘤过程中若遇阻力较大或切取困难时应更换部位，避免损伤血管而造成难以控制的出血。④其他注意事项：穿刺时锐性刺破或切开硬膜，避免硬膜外剥离和锐性穿刺形成颅内血肿；注意术中是否有不凝血自穿刺针流出，必要时可给予止血药物、吸收性明胶海绵或留置引流管；注意患者生命体征、意识、精

笔记

神状态、语言、瞳孔、肌力、深浅反射等变化，以便尽早发现神经损害征象。

3. 术后 6 小时常规复查头 CT，重点观察：①取材位置是否理想；②靶点处是否有血肿；③脑水肿严重程度有无加重，是否有脑室受压或中线移位。遇见患者穿刺靶点处点状出血灶，密切观察病情变化，常规给予预防性应用抗菌药物、止血药物 1 天，根据情况给予不同剂量的甘露醇、激素缓解高颅压。

4. 虽然 MRI 引导颅内占位立体定向活检术具有很高的诊断准确性，但是取材的局限性可能造成病理结果与大病理间存在差异。利用磁共振波谱分析（magnetic resonance spectroscopy，MRS）、磁共振灌注成像、正电子发射断层成像（positron emission tomography，PET）等多模态融合技术，辅助选取活检靶点，可提高胶质瘤活检病理级别的准确性，是目前的总趋势。伴随导航设备的普及，国内利用导航进行颅内病变活检手术的病例逐渐增多，与各型号导航设备比较，立体定向引导的活检手术在诊断肿瘤直径 <2 cm 颅内病变更加准确与安全，具有不可替代的作用。脑内，特别是深部病变立体定向活检术是神经外科获得定性诊断结果安全、可靠的方法。掌握神经病理学、影像学知识，与相关科室合作，有利于提高手术的成功率，从而达到满意的治疗效果。

胶质瘤是由神经外胚层衍化而来的胶质细胞所发生的肿瘤，其中Ⅰ级和Ⅱ级属于低级别胶质瘤（low grade gliomas，LGGs），可由多种原因导致较高的临床复发率、致残率、病死率。虽然 LGGs 的治疗仍存在较大争议，但近年来随着基础及临床研究的进展，在显微手术和放化疗方面取得了较大的突破，通过综合治疗手段，显著提高了胶质瘤患者的生存质量和生存期。

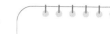

专家点评

随着医学影像学的快速发展，颅脑肿瘤的术前诊断准确率得到大幅提高，但也有一些特殊案例的影像诊断与术后最终病理诊断不符。目前，胶质瘤的最佳治疗为综合治疗方案，包括手术治疗，在充分保护神经功能的前提下，最大程度切除肿瘤，同时获得分子病理诊断，在此基础上给予化疗及放射治疗。本例患者病变范围广泛，累及双侧额叶，手术全切除的可能性很小，但是如果缺乏病理诊断，化疗与放射治疗又存在很大的盲目性。立体定向病灶活检手术具有定位精准、损伤小的优点，通过轻微的损伤，即可获得分子病理诊断。在此基础上，给予综合化疗和放射治疗，从而实现肿瘤的精准治疗目的。

参考文献

1. RACHINGER W, GRAU S, HOLTMANNSPOTTER M, et al. Serial stereotactic biopsy of brainstem lesions in adults improves diagnostic accuracy compared with MRI only. J Neurol Neurosurg Psychiatry, 2009, 80 (10): 1134 – 1139.

2. BUIS D R, VAN DER VALK P, DE WIT HAMER P C. Subcutaneous tumor seding after biopsy in gliomatosis cerebri. J Neurooncol, 2012, 106 (2): 431 – 435.

3. 何江弘，赵春平，魏群，等. CT、MRI 引导下立体定向颅内病变活检. 立体定向和功能性神经外科杂志，2006，19 (2)：75 – 78.

（武全胜）

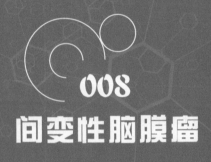

008
间变性脑膜瘤

病历摘要

患者，男，25 岁。2017 年 1 月 20 日突发头痛伴恶心呕吐，急诊于某三甲医院，行头颅 CT 检查示右颞叶占位合并出血（图 8 - 1）；头颅 MRI 检查提示右颞部占位病灶，长 T_2、混杂 T_1 信号，边界较清，占位效应明显，周围水肿不明显。诊断为右颞占位，瘤卒中。急诊手术治疗，术中出血较多，术后恢复良好，病理回报为间变性脑膜瘤（WHO Ⅲ级）。患者术后 3 个月行 12 次放射治疗，后因身体不适终止。8 月 25 日复查头颅 MRI 提示右颞部脑膜瘤术后改变，肿瘤切除满意，未见新发病灶。11 月 27 日再次行头颅 MRI 检查示右颞部脑膜瘤术后改变，未见肿瘤复发，颞叶后方水肿（图 8 - 2）。

患者因再次出现头痛、嗜睡等症状，就诊于我院，于 2018 年 3

笔记

月 20 日复查头颅 CT 示右侧颞部脑膜瘤术后复发，中线移位，右侧大脑脚受压明显，收住我院神经外科。行头颅 MRI 检查提示右颞部脑膜瘤术后复发，均匀强化，边缘可见囊变坏死（图 8-3）。全脑 DSA 显示肿瘤在静脉期染色明显（图 8-4）。入院后在全麻下经原手术切口行复发间变性脑膜瘤切除术，全切肿瘤后，颅中窝底硬膜给予烧灼处理，手术顺利，术后恢复满意，Simpson Ⅱ级切除。术后病理证实间变（恶性）脑膜瘤（WHO Ⅲ级），Ki-67 >60%（图 8-5）。术后复查 MRI 增强示肿瘤切除理想，未见残留的强化病灶（图 8-6）。术后在我院行放射治疗 25 次，总剂量 60 Gy。11 月 16 日复查头颅 MRI 示右颞部脑膜瘤术后改变，可见颞底圆形新发病灶，直径约 2 cm，均匀强化（图 8-7），考虑脑膜瘤术后再次复发，家属不同意再次手术。给予替莫唑胺化疗，采用 5-2-8 方案，治疗 1 个疗程。

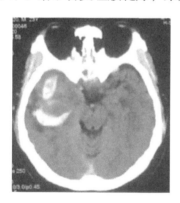
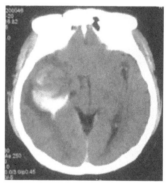

图 8-1　头颅 CT 示右侧颞部占位病灶伴出血，
右侧大脑脚受压（2017-1-20）

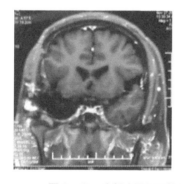
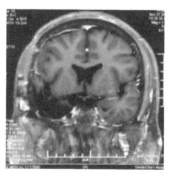

图 8-2　头颅 MRI 冠状位增强（2017-11-27）

笔记

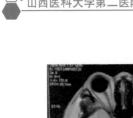
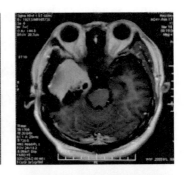
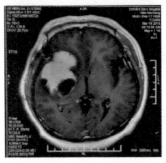
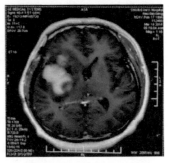

图 8 - 3　头颅 MRI 轴位增强（2018 - 3 - 20）

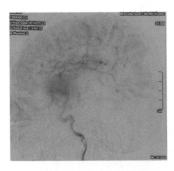
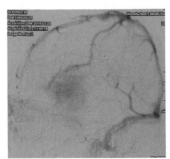

图 8 - 4　全脑 DSA 检查静脉期可见肿瘤染色明显

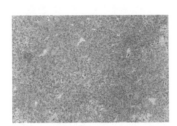
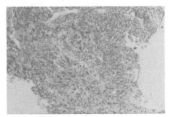

图 8 - 5　病理检查

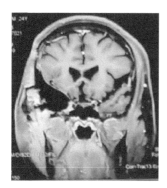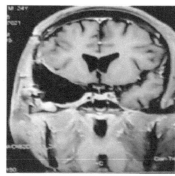

图 8 - 6　头颅 MRI 冠状位增强 (2018 - 8 - 16)

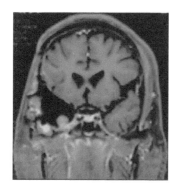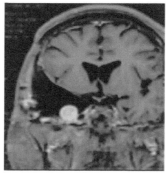

图 8 - 7　头颅 MRI 冠状位增强 (2018 - 11 - 16)

　　2018 年 12 月 16 日复查头颅 MRI 增强结果示右颞部肿瘤显著增大,占满原来的手术区域,强化明显,累及颅中窝底,伴出血(图 8 - 8),再次收住入院。查体:神志清楚,双侧瞳孔等大等圆,直径约 2.5 mm,对光反射灵敏。右侧面部感觉减退,四肢肌力、肌张力正常,双侧巴氏征阴性。再次行右颞原切口入路脑膜瘤切除术,术中见肿瘤呈紫红色,血供非常丰富,硬膜外操作,广泛电凝颅中窝底硬膜,显露棘孔,离断脑膜中动脉,探查发现肿瘤与圆孔处硬膜关系密切,在圆孔外侧切除颅中窝底硬膜,并用磨钻切除受累骨质。显微镜下全切肿瘤,Simpson Ⅰ 级切除(图 8 - 9)。术后病理诊断同前。2019 年 1 月 8 日复查 MRI 示右颞部脑膜瘤术后改变,肿瘤全切,未见增强病灶(图 8 - 10)。

笔记

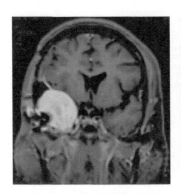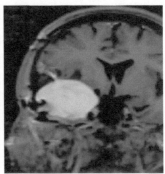

图 8 - 8　头颅 MRI 矢状位增强（2018 - 12 - 16）

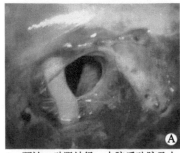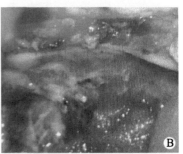

A：环池、动眼神经、大脑后动脉及小　　B：处理后的圆孔周围硬膜
　　脑上动脉

图 8 - 9　术中

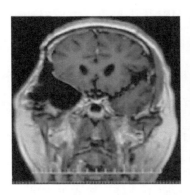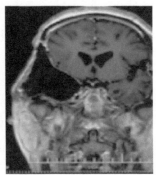

图 8 - 10　头颅 MRI 冠状位增强（2019 - 1 - 8）

　　术后出现右侧周围性面瘫，术后 2 周出院。出院后随访 1 个月，行头颅 MRI 检查示右颞部肿瘤切除术后改变，未见新发病灶（图 8 - 11）。为进一步治疗，就诊于首都医科大学附属某医院，未见明确残留，建议定期复查。

笔记

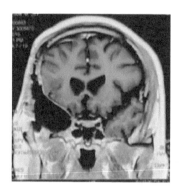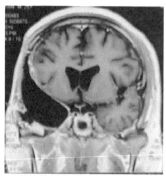

图 8 – 11 头颅 MRI 冠状位增强 (2019 – 2 – 19)

病例分析

脑膜瘤起源于蛛网膜的帽状细胞，少数起源于脉络丛组织，占颅内肿瘤的第 2 位，发病率仅次于胶质细胞瘤。常见于大脑凸面、矢状窦旁和大脑镰旁，其次为蝶骨嵴、鞍结节、鞍旁、嗅沟、小脑幕、颅后窝及脑室内。可刺激颅骨增生或造成颅骨破坏。间变性脑膜瘤具有发病率低、恶性程度高、复发率高及临床预后差等特点，多发于婴幼儿和老年人，也多见于中年女性。本例为青年男性。临床表现与肿瘤的部位、占位效应和所累及的周围结构有关，瘤体或瘤周水肿压迫功能区时引起相应的神经定位体征。间变性脑膜瘤影像学诊断主要依赖于 CT 和 MRI。有学者认为脑膜瘤瘤周水肿主要与肿瘤部位和大小有关，也与其病理分级有关，但笔者认为，脑膜瘤的瘤周水肿取决于是否存在软膜供血，存在软膜供血的脑膜瘤多数合并瘤周水肿。本例患者术前影像检查瘤周水肿并不明显，但术后证实为间变性脑膜瘤，虽然具有恶性生物学特性，术中软膜供血并不明显，这也进一步印证了脑膜瘤瘤周水肿与软膜供血的关系，似乎与肿瘤的恶性程度关系不大。间变性脑膜瘤以手术治疗为主，应根据肿瘤的部位、大小制定合理的方案。根据术后病理分级，必

笔记

要时可辅以放化疗和生物治疗。间变性脑膜瘤的预后与肿瘤的生物学行为、部位及患者的年龄等多种因素有关。

专家点评

多数脑膜瘤为良性肿瘤，但 10 年复发率较高，复发率与肿瘤切除程度密切相关。凸面脑膜瘤容易做到 Simpson Ⅰ 级切除，复发率很低。但发生在颅底和重要结构附近的脑膜瘤，为了保护神经功能，一般情况下只能做到 Simpson Ⅱ、Ⅲ 级切除，所以这些部位的脑膜瘤远期复发率很高。对于间变性脑膜瘤而言，由于其具备恶性肿瘤的生物学行为，短期复发率极高。本例患者为间变性脑膜瘤，2 年时间内经历了 3 次手术，2 次放疗，1 个疗程的化疗，尤其是最后一次手术，肿瘤生长迅速，在 1 个月之内，肿瘤直径由 2 cm 发展至 5 cm，足以说明肿瘤的恶性生物学特征。当然对于此类肿瘤，术中做到 Simpson Ⅰ 级切除固然重要，有助于延长术后复发的时间，但要解决根本问题，也许得依赖于未来基因治疗、免疫治疗和生物学治疗的发展。

参考文献

1. 李波. 颅内恶性脑膜瘤的诊断与治疗. 航空航天医药，2010，21（8）：1339 – 1340.

2. 郭韬，崔竟飞，康进生. 恶性脑膜瘤的诊断与治疗. 山东医药，2010，50（2）：50 – 51.

（刘广生）

009
鞍结节脑膜瘤

病历摘要

患者，女，39岁。2017年6月无明显诱因出现右眼视物模糊，不伴有头痛、头晕、肢体活动障碍等不适，就诊于当地医院行视力、视野检查未见明显异常，未予特殊处理。后自感症状不缓解，同时出现右侧视野变小、记忆力下降等不适，2018年5月于当地医院行头颅MRI检查示鞍区占位性病变（图9-1）。为求进一步治疗，就诊于我科门诊，以"颅内占位性病变，鞍结节脑膜瘤可能"住院治疗。患者自入院以来，精神、食欲及睡眠可，大小便正常。

入院检查：神志清楚，言语流利，双侧瞳孔等大等圆，直径约3 mm，对光反射灵敏，四肢肌力V级，右眼视力0.3，左眼视力1.0，右眼颞侧视野缺损，双侧巴氏征未引出。

笔记

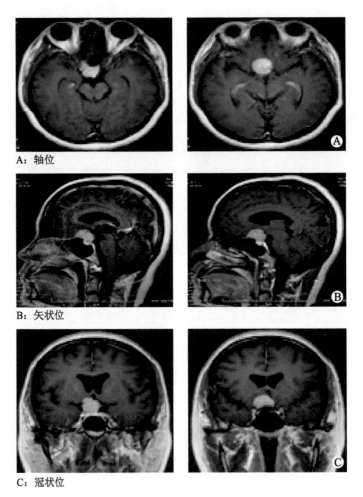

A：轴位

B：矢状位

C：冠状位

图 9 - 1　术前头颅 MRI（增强）检查

　　择期行手术治疗，采用右侧翼点入路，分离侧裂，释放脑脊液，抬起额叶，见肿瘤基底位于鞍结节硬膜及鞍膈处，离断肿瘤基底，分块切除肿瘤，充分减压，瘤体缩小后，分离肿瘤边界，全切肿瘤（图 9 - 2），电凝肿瘤基底（Simpson Ⅱ 级）。病理证实为脑膜瘤。术后恢复良好，右侧视力明显改善，复查头颅 MRI 提示肿瘤全切（图 9 - 3）。2 周后出院，右眼视力恢复为 0.5，左侧视力同术前。

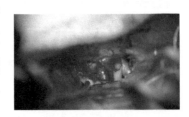

图 9 - 2　术中所见（切除肿瘤后）

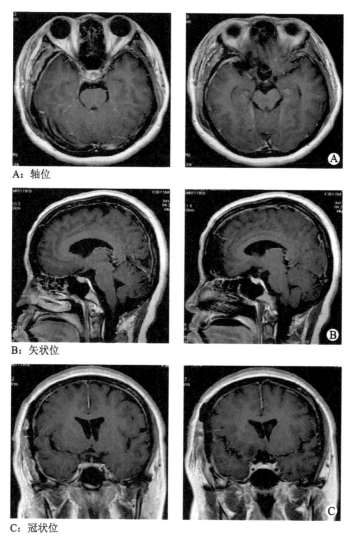

A：轴位

B：矢状位

C：冠状位

图 9-3　术后复查头颅 MRI（增强）

病例分析

　　脑膜瘤是起源于脑膜上皮细胞的肿瘤，1641 年瑞士医师 Relix Paster 首次报道 1 例脑膜瘤疾病，1774 年法国 Antoine Louis 报道 1 组硬脑膜真菌样肿瘤，以后学者们提出许多不同的命名，直到 1922 年 Cushing 将此类肿瘤定名为脑膜瘤。脑膜瘤占颅内肿瘤的

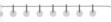

13.4%~19.2%，发病率仅次于胶质细胞瘤。常见于大脑凸面、矢状窦旁和大脑镰旁，其次为蝶骨嵴、鞍结节、鞍旁、嗅沟、小脑幕、颅后窝及脑室内。可刺激颅骨增生或造成颅骨破坏。脑膜瘤既接受颈外动脉系统（如脑膜动脉、板障血管）供血，又接受颈内动脉系统（如大脑前动脉及大脑中动脉，或椎-基底动脉系统的分支）供血，故血供非常丰富。由于上述特点，决定脑膜瘤的手术原则是控制出血、保护脑功能、力争全切。

除了脑膜瘤本身的级别以外，脑膜瘤切除的程度是影响脑膜瘤复发的第1位重要因素。国际上脑膜瘤切除的分级多采用 Simpson 分级。Ⅰ级：肿瘤全切除并切除肿瘤累及的硬膜和颅骨；Ⅱ级：肿瘤全切除并用激光或电灼肿瘤附着硬膜；Ⅲ级：肿瘤全切除，肿瘤附着的硬膜没有任何处理；Ⅳ级：部分切除肿瘤；Ⅴ级：单纯肿瘤减压或活检。

鞍结节脑膜瘤占7%~10%，从鞍结节长出，在视交叉的前方或下方，使其抬高或移位，肿瘤生长在中线部位，颅平片有时可显示鞍结节有骨质增生，50%由眼动脉及筛动脉供血，脑膜中动脉供血占20%，大脑前动脉供血占16%。外科手术切除目前仍是治疗鞍结节脑膜瘤主要治疗方法。因此，对于有症状的患者，尽早诊断、尽早治疗，有助于临床预后改善；对于体积小、无症状患者，应密切随访。手术的原则是在最小的损伤下最大限度地切除肿瘤。鞍结节脑膜瘤是颅内特殊位置脑膜瘤，毗邻视神经、垂体柄、下丘脑、颈内动脉、海绵窦等结构，手术入路较多，各有利弊，选用何种手术入路需综合考虑肿瘤的生长方式、与周围组织的关系、肿瘤的分型等因素，对内镜技术掌握熟练者也可以选择内镜辅助下经眶上锁孔或是经鼻蝶入路，没有内镜技术者可以选择传统的翼点或是额底外侧入路等方式。不管选用何种入路，都要求术者对鞍区解剖结构足够的熟悉和掌握，对于术中情况及术后可能出现的并发症，有熟练的处理能力。

笔记

专家点评

　　脑膜瘤是起源于蛛网膜（帽状细胞）生长缓慢的脑外良性肿瘤，生长快或出现压迫症状均为手术指征。以视交叉沟为界，前方为蝶骨平台，后方为鞍结节，鞍结节脑膜瘤占颅内脑膜瘤的 12%，这种肿瘤常会压迫视神经或视交叉导致视力减退，颞侧偏盲。脑膜瘤的切除遵循分离基底、阻断血供、分块切除、游离边界原则，肿瘤与周围神经血管之间往往存在蛛网膜界面，在切除肿瘤的过程中，坚持膜外操作是确保周围结构不受损伤的基础。对于凸面脑膜瘤而言，除肿瘤外，应当将受累硬膜及颅骨一并切除，力争做到 Simpson Ⅰ 级切除，但是对于颅底脑膜瘤，由于有重要的神经、血管穿行，一般只能做到 Simpson Ⅱ 级切除。该病例虽然术后复查无肿瘤残留，但受累硬膜仅予以电凝烧灼处理，仍存在复发风险，需要定期复查。

参考文献

1. 陈真. 硬膜外磨除视神经管在鞍结节脑膜瘤手术中的意义. 江西：南昌大学, 2019.

2. 何睿瑜，王辉，廖旭兴，等. 不同入路选择对切除鞍结节脑膜瘤效果的影响. 解放军医学院学报, 2019, 40（11）：1018 – 1021.

3. 李琳坤，张辰，刘飒，等. 经额下入路手术切除鞍结节脑膜瘤的临床效果及复发的影响因素分析. 实用癌症杂志, 2018, 33（12）：1970 – 1972.

4. FRANCESCO R，ANTONIO T，FABIO P，et al. Combined multi-portal endoscopic endo-nasal and transcranial approach for a recurrent tuberculum sellae meningioma：operative video. World neurosurgery, 2019.

5. 王建兵，刘永建，宋歌. 神经内镜下经鼻蝶入路手术切除鞍结节脑膜瘤. 中国临床神经外科杂志, 2018, 23（11）：752 – 754.

（阴晓峰）

笔记

010
颅咽管瘤

病历摘要

患者，男，14 岁。主因间断头痛 1 年半入院。患者于 1 年半前突发间断头痛，不伴恶心、呕吐、抽搐、意识丧失、大小便失禁等症状，于当地诊所保守治疗，口服中药，自觉效果可，出现间断性头痛，当地医院行头颅 CT 检查提示鞍区占位病灶，部分钙化（图 10 - 1）；头颅 MRI 示斜坡后方桥前池内异常信号，呈长 T_1、等 T_2 信号，病灶为椭圆形、边界清，增强扫描部分强化，矢状位显示病灶与垂体柄关系密切（图 10 - 2，图 10 - 3）。

入院检查：神志清楚，言语流利，对答切题，双侧瞳孔等大等圆，直径约 3.0 mm，对光反射灵敏，颈软无抵抗，四肢肌力 V 级，肌张力正常，双侧巴氏征阴性，视力粗测正常，实验室检查示各项激素检查基本正常，无垂体功能低下、尿崩及水电解质紊乱表现。

无明显认知功能障碍及其他不适主诉。

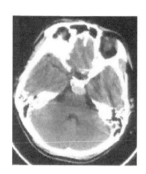

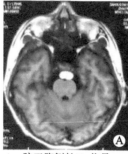

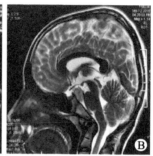

A：脑干腹侧长 T_1 信号，类圆形占位

B：病灶呈等 T_2 信号

图 10 - 1 头颅 CT　　　　　　　图 10 - 2 头颅 MRI

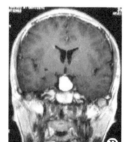

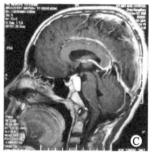

A：轴位示病灶部分强化　　　B：冠状位示病灶部分强化　　　C：矢状位示病灶与垂体柄关系密切

图 10 - 3 头颅 MRI（增强）

完善相关检查后在全麻下行右侧翼点开颅鞍区肿瘤切除术，术中见肿瘤位于中脑脚间池，呈灰白色，部分钙化，血管不丰富，边界清，经第 2 间隙探查肿瘤，发现肿瘤起源于垂体柄，但垂体柄结构保留完整，分块切除肿瘤，垂体柄保留完整。手术过程顺利。术后患者恢复平稳，第 2 天复查头颅 CT 未见颅内出血和缺血现象（图 10 - 4），术后患者视力无变化，未发生尿崩和其他内分泌改变症状，行头颅 MRI 检查提示肿瘤全切，垂体柄保留完整（图 10 - 5），术后病理证实为颅咽管瘤（造釉细胞瘤型）（图 10 - 6），术后 10 天痊愈出院。

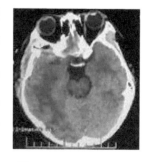

图 10 - 4　术后第 2 天头颅 CT 示鞍区肿瘤切除术后改变

笔记

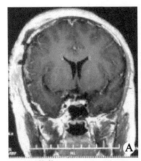
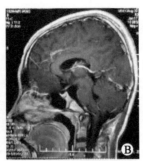
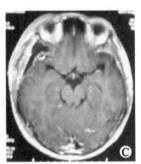

A：冠状位　　　　　　B：矢状位示垂体柄结构完整　　　　C：轴位

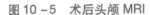

图 10 - 5　术后头颅 MRI

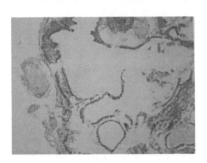

图 10 - 6　术后病理证实为颅咽管瘤，造釉
细胞瘤型（HE，×100）

病例分析

　　颅咽管瘤是由颅咽管残余的上皮细胞发展形成胚胎残余组织肿瘤，为颅内最常见的先天性肿瘤，好发于儿童，多数发生于鞍上。其临床表现包括：①肿瘤占位效应及阻塞室间孔引起高颅压；②肿瘤压迫视交叉、视神经引起的视力障碍；③肿瘤压迫下丘脑、垂体引起下丘脑 - 垂体功能障碍；④肿瘤侵及其他脑组织引起的神经、精神症状。所有患者均有可能发生内分泌改变。

　　颅咽管瘤的鉴别诊断包括：①垂体腺瘤，起源于垂体的肿瘤，由于其对垂体造成压迫，所以残留的垂体看起来不明显；另外从内分泌检查来说，颅咽管瘤主要对下丘脑和垂体柄造成影响，表现为垂体功能低下。②鞍结节或鞍膈脑膜瘤，从影像学来说，脑膜瘤一般是实质性肿瘤，均匀强化，垂体或垂体柄呈现受压推移表现，内分泌改变

笔记

较轻，一般晚期出现。而颅咽管瘤垂体柄结构不清，内分泌改变较早，主要表现为生长缓慢、尿崩或嗜睡。③Rathke 囊肿，是位于腺垂体和神经垂体之间的一个囊性病变，其没有钙化，一般病灶较小，对内分泌的影响比较小。④其他肿瘤，如动脉瘤、错构瘤和生殖细胞瘤等。该患者间断头痛，CT 检查发现病灶位于中脑前方的脚间池，呈囊实性，与垂体柄关系密切，部分钙化，增强扫描强化不明显，无内分泌改变症状，不具有典型颅咽管瘤的特征。但术中及术后病理证实为颅咽管瘤，由于病灶小、边界清晰、垂体柄未破坏，手术全切病灶，垂体柄得以完整保留，下丘脑功能未受到任何影响，术后恢复良好，患者痊愈出院。

专家点评

典型颅咽管瘤一般位于鞍内或鞍上，囊实性的多见，常伴有钙化，早期出现内分泌改变，主要表现为视力下降、生长缓慢、多尿及嗜睡等症状。该患者无论从病变部位，还是临床表现，都不具有典型的颅咽管瘤特征。早期曾考虑肠原性囊肿，因病灶较小，占位效应不明显，且患者只有间断性头痛表现，无其他不适，故建议定期复查。但在患者的坚持下，给予手术治疗，术中及术后病理证实为颅咽管瘤。该病例给予的启示：颅咽管瘤一旦诊断明确，应尽早手术，保留正常结构，全切病灶，达到治愈的目的。

参考文献

1. 陈炳霖，王彬彬，骆慧，等. 颅咽管瘤显微手术治疗 71 例分析. 临床神经外科杂志，2019，16（4）：326.

2. 梅继新，杨明慧，邱晓明. 颅咽管瘤的 MRI 诊断及鉴别诊断. 现代肿瘤医学，2018，26（18）：2969 – 2970.

3. 沈小程，李丹丹，付泉水，等. 鞍区囊性病变的影像学诊断. 西南医科大学学报，2017，40（5）：498 – 499.

（陈来照）

011
脑干胶质母细胞瘤
规范化治疗

病历摘要

患者，女，45 岁。2013 年 7 月 12 日晨起洗脸时发现口周麻木，伴有肢体无力感；上午 10 时开始出现头晕症状，无头痛，偶有耳鸣，自觉左耳听力下降，后麻木感逐渐扩展到左侧牙床，伴有左侧面部紧绷感及左侧眼睑无力，自觉吞咽困难，但无饮水呛咳和声音嘶哑。

行头颅 MRI 检查提示脑桥偏左侧可见团块状稍长 T_1、长 T_2 信号影，边界不清，Flair 呈稍高信号。静注对比剂后，脑桥左侧见不规则花环样强化影，约 2.4 cm×2.2 cm×1.7 cm 大小，病变包绕左侧面神经根部。第 4 脑室略受压，中线居中。余脑实质内未见明显异常强化影。7 月 17 日收住我科，计划手术治疗。7 月 20 日再次行头颅 MRI 平扫＋增强检查确认病灶及范围。

入院检查:左侧眼裂小,左侧面部痛温觉减退,左耳耳鸣伴有听力下降,左侧软腭动度小于右侧,悬雍垂右偏,双侧咽反射迟钝,左侧转颈力量差于右侧,双侧耸肩有力。余神经系统查体未见明显异常。

7月29日在全麻下经左侧乙状窦后入路行脑干占位性病变切除术。术后病理示胶质母细胞瘤 (WHO Ⅳ级)(图11-1)。免疫组化示 GFAP(+),S-100(++),Vimentin(+),NSE(+),P53(+),Syn(+ ,少量),CD34(+ ,血管),CgA(-),CD68(-),EMA(-)。分子病理检测示 MGMT(-),IDH(-),1p/19q 未缺失。8月3日术后复查头颅 MRI 提示脑桥肿胀程度略有减轻,脑桥左侧异常强化范围较前缩小。

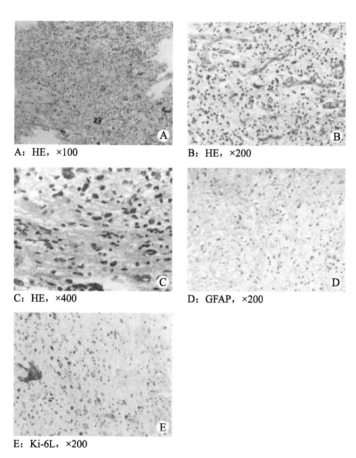

A:HE,×100

B:HE,×200

C:HE,×400

D:GFAP,×200

E:Ki-6L,×200

图 11 -1　术后病理

9月1日开始给予同步放化疗（图11-2）。化疗计划：替莫唑胺胶囊（泰道）75 mg/(m²·d)，100 mg，口服，1次/日，连续口服42天。放疗计划：6MV-X，1.8 Gy×30 f，5 F/w。11月9日开始后续6个周期替莫唑胺辅助化疗。起始剂量150 mg/m²，5/28方案，如无不适，则1个月后加量至200 mg/m²，5/28方案，维持6个月。2014年2月11日替莫唑胺辅助化疗3个周期复查头颅MRI示病灶明显缩小，伴有坏死。4月29日替莫唑胺辅助化疗6个周期复查头颅MRI示强化病灶接近消失。6个周期结束后，停止治疗，定期随访。

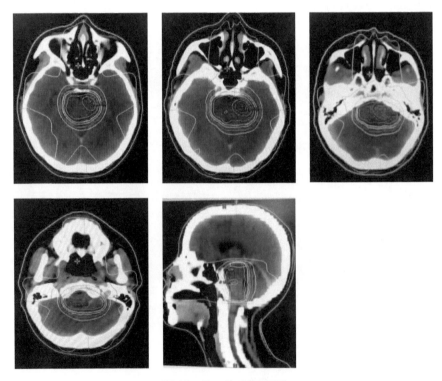

图11-2　放疗靶区图

9月23日停止替莫唑胺化疗后5个月复查头颅MRI示新增脑桥内斑片状强化影，脑桥左侧术区呈不规则环形强化，强化范围较前有所扩大,不除外肿瘤复发。多学科会诊意见认为是否发生进展有待商榷,参考患者之前治疗方案、临床表现及影像学表现,说明肿瘤控制良好,对原先替莫唑胺治疗方案敏感,可以再次给予替莫唑胺 200 mg/m², 5/28 方案。12 月 15 日二次替莫唑胺化疗 3 个月复查头颅 MRI,病灶强化范围明显缩小。2015 年 3 月 10 日二次替莫唑胺化疗 6 个月复查头颅 MRI,强化病灶再次接近消失。6 月 18 日持续替莫唑胺化疗 9 个周期后,复查头颅 MRI 提示脑桥左侧术区强化范围同前,新增脑桥右侧及背侧强化影,不除外肿瘤复发。家属考虑未有新发症状,决定暂停化疗,定期观察。

9 月 28 日患者出现神志嗜睡、头痛、双下肢进行性无力、小便失禁症状。9 月 29 日复查头颅 MRI 提示脑干及双侧小脑半球病变较前增大、增多,透明隔左侧脑室内出现播散病变。经多学科会诊,建议调整治疗,给予贝伐珠单抗联合替莫唑胺剂量密度方案治疗。家属拒绝贝伐珠单抗靶向治疗。10 月 1 日开始给予替莫唑胺胶囊低剂量持续化疗。替莫唑胺 50 mg/(m²·d), 80 mg, 每日口服。12 月 9 日替莫唑胺胶囊低剂量持续化疗 2 个月后,复查头颅 MRI 提示脑干及双侧小脑半球病变较前增大、增多;透明隔左侧脑室内病变较前有所减小。

2016 年 2 月 29 日替莫唑胺胶囊低剂量持续化疗 5 个月后,复查头颅 MRI 提示病灶继续增大,脑室扩大,伴梗阻性脑积水,患者一般状况持续下降,遂停止化疗,给予支持治疗。3 月 20 日宣布死亡,随访结束(图 11 - 3)。

笔记

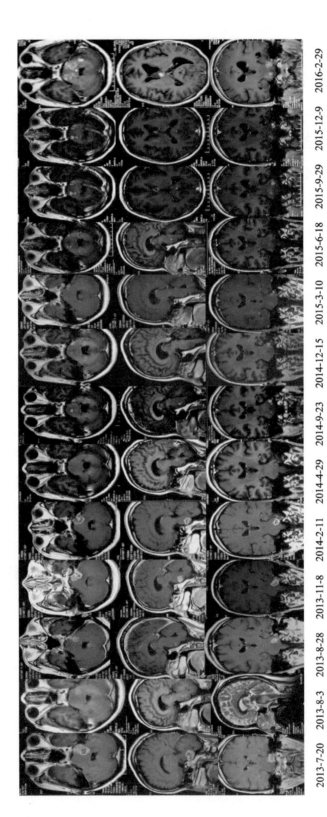

图 11 - 3　影像汇总

🔬 病例分析

脑干胶质瘤通常起源于脑桥，其次为中脑、延髓、大脑脚和颈髓。进一步分为弥漫型、外生型、延脊型和局限内生型。顶盖肿瘤是脑干局限型肿瘤的一种特殊类型，有其特殊的临床表现和处理措施。弥漫内生型脑桥肿瘤，仅次于外生型，两者共占全部脑干肿瘤的85%，其他亚组为延脊型和局限型（包括顶盖胶质瘤）。这些亚型各有其独特的临床表现、影像学表现和结局。内生型脑桥胶质瘤预后较差，而顶盖型和延脊型胶质瘤生存较长。脑干胶质瘤的治疗手段包括对症处理、手术或活检、放疗和化疗。近年来基于活检的研究均安全进行，因此在安全前提下手术活检提供标本，明确组织病理和分子病理结果，可辅助制定后续治疗方案。在过去的50年里，病灶区域的放疗仍是标准的治疗方案。普遍接受的放疗剂量为 $54 \sim 60$ Gy，每天的放疗剂量为 $1.8 \sim 2.0$ Gy，临床好转70%以上，客观的肿瘤反应在40%~60%。针对脑干胶质瘤化疗的研究各家观点不一，总体而言化疗的效果有限。本例患者为中年女性，头颅MRI提示左侧脑桥占位性病变，脑桥呈广泛浸润肿胀，增强扫描呈不规则环形强化，部分自脑干突入蛛网膜下腔，考虑高级别胶质瘤可能。从脑干胶质瘤的分类标准看，属于脑干外生型胶质瘤。这类型肿瘤可以通过手术活检获取病理诊断，并为后续综合治疗提供意见。本例通过手术切除部分增强病灶，明确病理结果为胶质母细胞瘤，WHO Ⅳ级。分子病理结果显示耐药蛋白 MGMT 表达阴性，遂给予同步放化疗和后续替莫唑胺辅助化疗，定期随访，根据随访结果调整治疗方案。

1. 手术的重要性及术前风险评估。针对脑干弥漫内生型胶质瘤的治疗目前一线推荐为放疗，并不推荐做活检或部分切除。而脑干局灶外生型胶质瘤则推荐尝试做最大程度安全切除，明确病理诊断，以及分子病理类型，为后续综合治疗提供指导。术者需要根据肿瘤的部位、大小、血供，做好完善的术前评估。

2. 化疗的必要性及有效性。目前针对弥漫内生型脑桥胶质瘤（diffuse intrinsic pontine glioma，DIPG）的儿童治疗试验已经证实不能从化疗中显著获益。一项 2 期试验采用 Stupp 方案口服替莫唑胺治疗的结果显示中位总生存仅为 9.5 个月。还有一些其他的临床试验显示无论是高剂量化疗，还是靶向制剂，都未能形成显著的生存获益，只有部分人群能够达到长期的疾病控制。MD Anderson 针对成人脑干胶质瘤 1 项回顾性分析对比采用和未采用标准 Stupp 方案治疗成人脑干胶质母细胞瘤，结果中位总生存为 23.1 个月 *vs.* 4.0 个月。但是该研究有回顾性分析的天然局限性，而且病例数有限（28 例），采用 Stupp 方案的患者倾向拥有更好的 KPS。

3. 复发还是假性进展。患者在标准治疗结束 5 个月后新增脑桥内斑片状强化影，脑桥左侧术区呈不规则环形强化，强化范围较前有所扩大，当时不能确认是肿瘤复发还是假性进展，经多学科会诊后，继续给予替莫唑胺原方案化疗。经过再次化疗 6 个月后，病灶再次达到部分缓解。由于没有再次手术确认病理，所以患者标准治疗结束后 5 个月的诊断仍然难以确认。假性进展通常发生在同期放化疗后的 3~6 个月，要结合患者的症状，参照多模态功能影像，如 ASL/PWI、MRS 等，综合分析判断，并与复发、放射性坏死相鉴别。但是脑干区域，由于顺磁性的影响，功能影像实施及准确性有待商榷，结果可靠性不足。另外根据 RANO 标准，当无法确认病灶是假性进展还是肿瘤复发时，需要继续密切观察、治疗，如每 4 周评价 1 次，然后确定继续治疗方案。

笔记

4. 补充化疗与补充放疗的选择。再次补充放疗对于复发脑干胶质瘤患者是一个可以考虑的治疗选择，但是需要参考与前次放疗的时间间隔，以及放疗靶区的范围和实施的剂量。一项单中心回顾性分析显示，给 5 例进展和复发的脑干胶质瘤患者给予再次放疗，4 例体力状况较治疗前改善。再次化疗及贝伐单抗应用也有报道，总体而言，化疗效果有限，生存获益不显著。

5. 分子病理对预后和治疗的指导。78% 的儿童 DIPG 存在 *H3F3A* 和 *HIST1H3B* 突变，导致 *H3K27M* 突变，这些肿瘤鲜有 *MGMT* 启动子甲基化，所以对替莫唑胺治疗缺乏有效性。一项对 13 例成人脑干胶质瘤患者进行全基因测序的研究发现，5 例（38%）存在 *IDH* 突变，*IDH* 突变型患者较 *IDH* 野生型中位生存显著增加。*MGMT* 启动子甲基化和 1p/19q 联合缺失的检测在脑干胶质瘤相关研究中均未获得足够的评价。

专家点评

本病例为典型的脑干胶质瘤的治疗处理，患者经历了目前标准的手术、放疗和化疗方案，复发后又调整为剂量密度方案，总计生存 30 月余，相较中位生存期，显著延长，证明了标准方案及长程治疗方案在胶质母细胞瘤治疗中的生命力。唯一遗憾的是患者在最后阶段，没有尝试靶向治疗，或许生命还可以延长。针对胶质瘤的诊断和治疗，目前已经进入了分子病理诊断和治疗时代，虽然目前大多数的分子标记物仅存在预后指导意义，但是相信在不久的将来，针对特异性靶标进行超选的靶向治疗，一定会让更多患者受益。

参考文献

1. FARMER J P, MONTES J L, FREEMAN C R, et al. Brainstem gliomas. A 10-year

institutional review. Pediatr Neurosurg, 2001, 34 (4): 206 - 214.

2. BARTELS U, HAWKINS C, VéZINA G, et al. Proceedings of the diffuse intrinsic pontine glioma (DIPG) Toronto Think Tank: advancing basic abennd translational research and cooperation in DIPG. J Neurooncol, 2011, 105 (1): 119 - 125.

3. VANDERTOP W P, HOFFMAN H J, DRAKE J M, et al. Focal midbrain tumors in children. Neurosurgery, 1992, 31 (2): 186 - 194.

4. THEELER B J, ELLEZAM B, MELGUIZO-GAVILANES I, et al. Adult brainstem gliomas: correlation of clinical and molecular features. J Neurol Sci, 2015, 353 (1 - 2): 92 - 97.

5. BRANDSMA D, STALPERS L, TAAL W, et al. Clinical features, mechanisms, and management of pseudoprogression in malignant gliomas. Lancet Oncol, 2008, 9 (5): 453 - 461.

6. WEN P Y, MACDONALD D R, REARDON D A, et al. Updated response assessment criteria for high-grade gliomas: response assessment in neuro-oncology working group. J Clin Oncol, 2010, 28 (11): 1963 - 1972.

7. SUSHEELA S P, REVANNASIDDAIAH S, MUZUMDER S, et al. Reirradiation with hypo-fractionated stereotactic robotic radiotherapy for salvage in adult patients with brainstem glioma. Ecancermedicalscience, 2013, 7 (1): 366.

8. WU G, BRONISCER A, MCEACHRON T A, et al. Somatic histone H3 alterations in pediatric diffuse intrinsic pontine gliomas and non-brainstem glioblastomas. Nat Genet, 2012, 44 (3): 251 - 253.

9. KORSHUNOV A, RYZHOVA M, HOVESTADT V, et al. Integrated analysis of pediatric glioblastoma reveals a subset of biologically favorable tumors with associated molecular prognostic markers. Acta Neuropathol, 2015, 129 (5): 669 - 678.

10. ZHANG L, CHEN L H, WAN H, et al. Exome sequencing identifies somatic gain-of-function PPM1D mutations in brainstem gliomas. Nat Genet, 2014, 46 (7): 726 - 730.

（冯富强）

012 重型颅脑损伤阵发性交感神经兴奋

病历摘要

患者，男，27 岁。主因脑外伤术后，肺部及颅内感染 1 月余入院。

入院检查：神志浅昏迷，GCS 7 分，无言语，双侧瞳孔左：右 = 4.5 mm：4.5 mm，对光反射消失，四肢肌张力高，双侧巴氏征阳性。头颅 CT 示双侧颅骨缺损，多发脑挫裂伤（图 12 - 1）。

入院次日晨查房时患者突发全身肢体抽搐，肌张力亢进，大汗淋漓，心率持续在 120 次/分以上，血压最高可达 190/108 mmHg（图 12 - 2）。考虑重型颅脑损伤后阵发性交感神经亢进，给予瑞芬太尼（1 mg/50 mLNS）1.5 mL/h，右美托咪定（400 μg/46 mLNS）2 mL/h 持续泵入，症状缓解。急性症状控制后给予普萘洛尔片

20 mg、4 次/日，溴隐亭片 1.25 mg、2 次/日，巴氯芬片 10 mg、1 次/日维持，患者症状再未发生。入院 2 周术前评估完全后行颅骨缺损修补术，术后 2 周转当地院行后续康复治疗（图 12 - 3）。

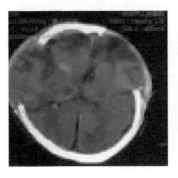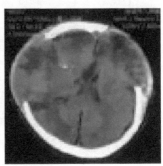

图 12 - 1　入院 CT

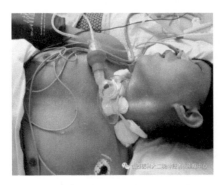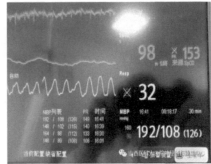

图 12 - 2　患者发病时状况

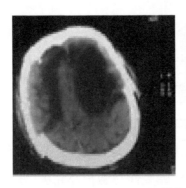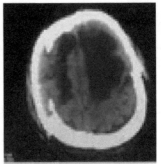

图 12 - 3　颅骨修补术后复查 CT

病例分析

重型颅脑损伤后会发生交感神经系统的过度兴奋，80% 发生在创伤性脑损伤后。常表现为呼吸急促、心动过速、大量出汗、皮肤潮红、四肢强直、全身肌张力亢进。上述综合征第 1 次于 1954 年被 Wilder Penfield 报道，认为是癫痫发作造成的，因此命名为中脑发作（mesencephalic seizures）。虽然其重型颅脑损伤后有相对较高的发病率，但对可能发生的原因和结果认识不足，病理、生理机制研究进展缓慢，这种综合征一直缺乏清晰的定义或命名。很多年来，如何成功鉴别混合性副交感和交感神经兴奋及单纯的交感神经兴奋都宣告失败，一直将两者混为同一诊断。2010 年由 Alejandro Rabinstein 首先提出 PSH（paroxysmal sympathetic hyperactivity，译为"阵发性交感神经过度兴奋综合征"）被作为上述症状的统一名称。2014 年在首次报道 60 年后，专家组为 PSH 制定了严格的定义和诊断标准。

PSH 定义：发生于重型颅脑损伤患者中的一组呈短阵发作的交感神经功能亢进（包括心跳加快、血压升高、呼吸频率加快、体温升高和大汗淋漓）和肌肉强直症状。诊断标准采用临床评分系统 – PSH 评估测定（PSH-AM）。PSH-AM 包括 2 个组成部分，首先是临床特征分级，根据肾上腺和运动过度活性的表现和严重程度来评分；其次为诊断类似工具，将 PSH 类似表现进行评分。虽然 PSH-AM 有效，但是这个共识仍存在局限性，如与病理生理特征的清晰联系、PSH 与临床结局的独立相关性、阵发发作持续时间的准确界定等目前仍然难以达成一致。

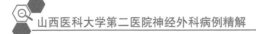

有报道 PSH 在脑损伤后所有阶段都发生过，从早期的重症监护到后期的康复治疗。由于常对患者使用镇静剂以避免继发性脑损伤，典型的 PSH 症状没有表现出来，直到镇静撤掉。但是，即便在镇静状态下，还是有可能在重型颅脑损伤后 1 周内获得诊断。阵发性阶段的持续时间各异，从小于 2 周到持续数月，很多病例持续到综合征全部消失，仅残留肌张力障碍和强直。

2010 年前发表的 349 例 PSH 报道，80% 继发于重型颅脑损伤，10% 继发于缺氧性脑损伤之后，5% 继发于中风，5% 与脑积水、肿瘤、低血糖、感染或非特异性原因有关。重型颅脑损伤或弥漫性颅脑损伤患者更易发生 PSH，本身这些疾病的长期结局就很差，这使得评价 PSH 与结局的独立相关性存在困难。因为各项研究的混杂因素不一，对结局的影响不一，无法得出 PSH 的严重程度与 TBI 患者预后的具体关系。但临床印象上，PSH 是 TBI 患者不良预后的独立危险因素。

PSH 最初的癫痫发作机制未获得实验室证据支持，目前的理论认为是弥漫性或局限性脑损伤导致一个或多个颅脑中心与下级激发中心失联。目前更多应用的模型是兴奋：抑制比例模型，认为是 2 个阶段的过程，下行抑制通路失联导致脊髓环路兴奋，阵发性发作是对抑制驱动恢复做出的反应。该模型还从病理学上解释了刺激可以增加和延长疼痛反应，无论是非伤害性感知（移动）还是轻微的非伤害性感知（气道吸引），可以与一些患者的慢性疼痛综合征症状相关联。特异性神经元调节剂可以有效改善症状，遂认为中枢神经元递质系统的非适应性反应或可促使 PSH 发生。

PSH 治疗的三大目标：①避免发作；②缓解交感神经系统的过

笔记

度兴奋；③对症处理，减少相应靶器官的损害。预防和组织阵发性发作的干预药物呈现不同程度的有效性，没有一个全效能药物。临床实践中，大多数患者治疗需要联合多种药物靶向不同症状。目前多为经验用药，无规范用药推荐。临床和实验室中 PSH 患者大多数的（80%）发作都伴有对外在刺激的痛觉触发，如疼痛、尿路梗阻或移动。阿片类药物，尤其是吗啡，是最常使用的措施，常作为一线药物去抑制痛觉反应。阿片类药物治疗的持续时间取决于 PSH 症状的持续时间和严重程度，常延长应用到康复阶段。其他镇静剂，如咪达唑仑也应用于该疾病的治疗。加巴喷丁也常用来治疗神经源性疼痛。α_2 - 肾上腺能药物可以抑制中枢和外周肾上腺能神经元分泌，此外，还具有咪唑受体效应。PSH 患者应用可乐定可降低心率、血压和循环中儿茶酚胺的释放，但对于控制体温缺乏有效性。有报道右美托咪定可以有效处置 ICU 中 PSH 的特征。治疗 PSH 第 3 级别的药物为非选择性 β 受体阻滞剂，普萘洛尔最常用，因其脂溶性优势可以透过血 - 脑屏障产生中枢活性。其他的交感神经阵发性调节剂包括：多巴胺能 D_2 激动剂溴隐亭，可不同程度地减少 PSH 患者体温和发汗；巴氯芬，GABA 受体激动剂，活化脊髓抑制性神经元，用于治疗反复发作的 PSH；丹曲林，治疗恶性高温，尤其对肌肉强直的 PSH，通过降低细胞内钙浓缩来产生效用；来自中国的研究报道高压氧治疗对于阵发发作和姿势强直的患者可能有效。支持治疗对于 PSH 患者的长期结局非常重要。体疗，关注患者的体位避免萎缩，控制体温很关键。营养措施需要特别关注，因为阵发发作期间静息状态下的能量消耗，可以达到基线值的 2 ~ 3 倍，部分患者在康复中心比在 ICU 处理时的体重下降到 25% ~ 29%。热卡计算有助于指导能量摄入。

专家点评

PSH 常发生于颅脑损伤患者当中，被认为与患者的不良预后有关。目前 PSH 的诊断有专门的工具。PSH 的病因至今仍未完全明确，但现有研究认为其发生主要是由于对下级兴奋中枢的抑制失效所致。目前关于 PSH 的治疗以经验治疗为主，缺乏循证医学证据。本例患者根据诊断标准 CSF 评分为 17 分，DLT 评分为 8 分，PSH-AM = CSF-subtotal + DLT-subtotal，患者评分为 25 分，高度倾向诊断阵发性交感神经亢进，给予右美托咪定、瑞芬太尼、普萘洛尔和巴氯芬等对症处理后，症状明显改善。虽然只是诊断和治疗个例，但对以后相关类型疾病的诊断和治疗提供了借鉴意义。

参考文献

1. MEYFROIDT G, BAGULEY I J, MENON D K. Paroxysmal sympathetic hyperactivity: the storm afteracute brain injury. Lancet Neurol, 2017, 16 (9): 721 – 729.

（冯富强）

013
颅脑外伤后脑脊液漏致
严重的颅内感染

病历摘要

患者，男，31岁。2015年9月4日从高处坠落，伤后无意识障碍，鼻腔可见血性液体流出，一般情况尚可。就诊于当地医院行头颅 CT 示左侧额骨骨折、颅内积气（图 13-1）。9月5日 CT 示左额叶脑挫裂伤、颅内积气较前增多（图 13-2）。9月7日患者出现烦躁、头痛较前加重。9月8日患者出现全身皮肤、黏膜黄染，癫痫大发作，当晚 18 时昏迷，生命体征紊乱（体温高达 40 ℃、收缩压最高 180 mmHg，呼吸 40～50 次/分，心率 160 次/分，血氧饱和度低至 56%）。复查头颅 CT 示左侧额叶、双侧顶叶低密度影（图 13-3）。立即转入 ICU，给予气管插管，行腰椎穿刺，脑脊液化验：白细胞计数 $18.5 \times 10^9/L$，糖 0.85 mmol/L，氯 113 mmol/L，蛋白 2.57 g/L。考虑重型颅内感染，给予美罗培南、万古霉素抗感染治疗，为求进一步诊治转至我科。

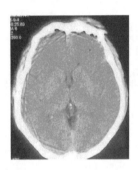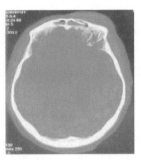

图 13 - 1　头颅 CT（2015 - 9 - 4）

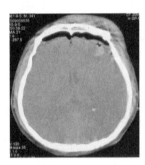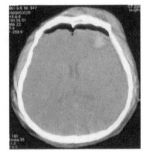

图 13 - 2　头颅 CT（2015 - 9 - 5）

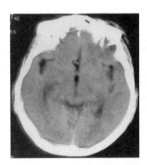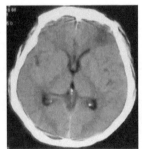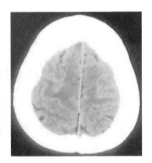

图 13 - 3　伤后 3 天头颅 CT（2015 - 9 - 8）

入院检查：深昏迷，气管插管，刺痛无反应，GCS 评分 3 分。皮肤黄染，颈抵抗阴性。鼻腔未见明显流液。双眼睑淤血、结膜充血。右侧瞳孔直径 4.0 mm，对光反射存在，左侧瞳孔直径 3.5 mm，对光反射消失。四肢肌张力低，腱反射消失。左侧提睾反射存在，右侧提睾反射消失。双侧巴氏征阴性。胃管内可见黑褐色内容物。肠鸣音弱。9月10日（伤后5天）行头颅CT检查示弥漫性脑肿胀，双侧大脑半球多发低密度灶（图13-4）；行腰椎穿刺，颅内压力330 mmH$_2$O，化验结果：白细胞计数 5.4×10^9/L，糖3.47 mmol/L（正常），氯117 mmol/L，蛋白4.6 g/L。9月12日血常规：白细胞计数 13.3×10^9/L；肝功能：ALT 257 IU/L，AST 205 IU/L，总胆红素204.6 μmol/L，直接胆红素133.5 μmol/L，间接胆红素71.1 μmol/L；胃液潜血（＋）。

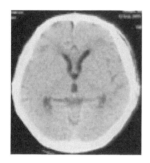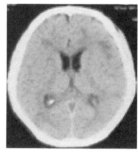

图13-4　伤后5天头颅CT（2015-9-10）

入院诊断：①脑挫裂伤；②颅内感染；③脑脊液鼻漏；④颅内积气；⑤肝功能障碍；⑥上消化道出血。

入院后给予抗感染（万古霉素1 g，1次/12小时；美罗培南2 g，1次/8小时）、脱水、镇痛镇静、腰大池持续引流、呼吸机辅助呼吸及相关营养支持治疗。脑脊液细菌培养为阴沟肠杆菌与肺炎克雷伯杆菌感染，对美罗培南敏感，经过2周的积极治疗，脑脊液化验及各项炎性指标（降钙素原和C-反应蛋白）明显好转，但是患者意识无改善，仍处于深昏迷状态。头颅MRI检查示双侧大脑半球散在多发颅内感染病灶，有的形成脑脓肿，脑肿胀明显，增强扫描呈"满天星"特征样表现（图13-5）。加大脱水力度，停用万古霉素，更换用利奈唑胺600 mg、1次/12小时，治疗3周后病情改善，复查头颅 CT 示脑水肿显著减轻，中线移位程度较前好转，脑室形态恢复（图 13-6）；头颅 MRI 示双侧大脑半球炎症病灶减少，多发脑脓肿得到控制（图 13-7）。继续抗感染治疗 4 周，病情进一步改善，GCS 评分 6 分，影像学提示双侧大脑半球感染病灶显著减少，脑水肿基本消失（图 13-8）。病情稳定，GCS 评分 7 分，出院康复治疗。半年后患者因脑积水在外院行脑室腹腔分流术，术后头颅 CT 检查示脑室腹腔分流术后改变，脑室略增大（图 13-9）。随访 1 年，患者生活基本可以自理。

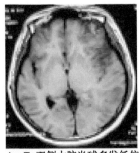
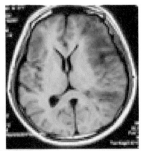

A：T₁ 双侧大脑半球多发低信号病灶

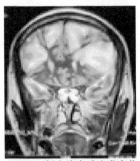
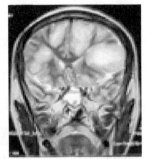

B：T₂ 双侧大脑半球多发高信号病灶

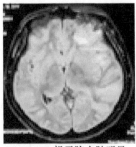
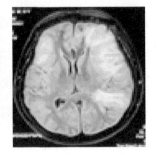

C：FLAIR 提示脑水肿明显

笔记

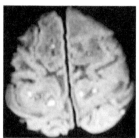

D：DWI 提示双侧半球多发感染病灶

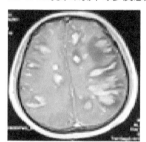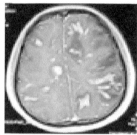

E：增强 MRI 提示双侧大脑半球散在多发强化病灶

图 13 -5　伤后 18 天头颅 MRI （2015 - 9 - 23）

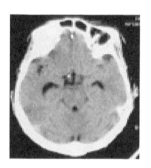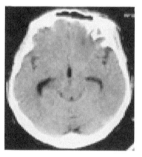

图 13 -6　伤后 39 天头颅 CT （2015 - 10 - 14）

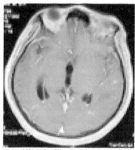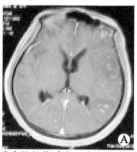

A：增强扫描示双侧大脑半球炎症病灶显著减少，脑组织肿胀好转

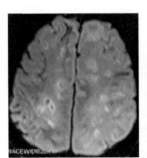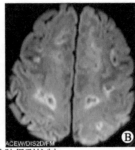

B：DWI 双侧大脑半球多发脑脓肿得到控制

图 13 - 7　伤后 39 天头颅 MRI（2015 - 10 - 14）

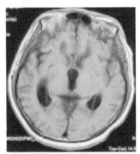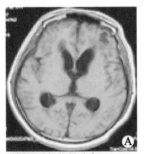

A：T_1 脑组织水基本消退，脑室周围可见低信号改变

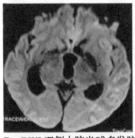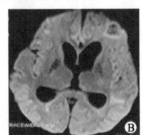

B：DWI 双侧大脑半球多发脑脓肿减少

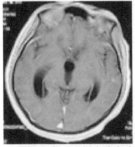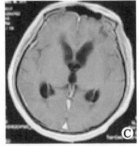

C：增强扫描示双侧大脑半球仅见少数增强病灶，周围水肿不
明显

图 13 - 8　头颅 MRI（2015 - 11 - 14）

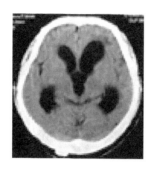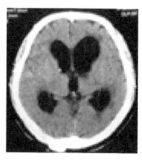

图 13 - 9　头颅 CT（2016 - 6 - 14）

病例分析

　　脑外伤作为神经外科的常见疾病，常会合并颅骨骨折，导致硬脑膜和（或）蛛网膜遭到破坏，脑脊液经鼻腔、外耳道或开放伤口流出，形成漏液。同时颅腔与外界产生交通，可为细菌从颅外向颅内侵入创造机会，使颅内感染风险大大提升；另外空气经瘘孔进入到颅内也能进一步促使颅内积气形成。外伤性颅内感染大多数发生在创伤后 2 周内（有迟发病例），75% 的患者有颅底骨折，58% 的患者有明显脑脊液漏。最常见的致病菌为革兰阳性球菌（溶血葡萄球菌、表皮葡萄球菌、肺炎链球菌）和革兰阴性杆菌（大肠杆菌、肺炎克雷伯菌、不动杆菌属），感染主要波及蛛网膜下腔，脑、脊髓、颅神经均可受累，常伴有脑室壁及脉络丛的炎症。全身感染症状表现为头痛、呕吐、颈项强直，精神症状，抽搐，脑膜刺激征，颅神经麻痹，脑实质受损出现定位体征，颅内压增高症状、体征。急性期周围血象中白细胞总数增高，中性粒细胞占 80%～90%；脑脊液早期即有炎症性改变，压力增高，外观混浊，甚至为脓性，白细胞数可高达 $1\,000 \times 10^6$ ～ $10\,000 \times 10^6$/L 以上，且以多核白细胞为主。恢复期以淋巴细胞为主。脑脊液蛋白含量增高，糖与氯化物明显降低。脑脊液免疫蛋白测定可发现 IgG 或 IgM 均明显增高。乳酸脱氢酶含量也增高。

CT 检查在早期无异常发现，随着病情进展，增强扫描可见脑膜呈线状强化。脑实质受累可显示低密度区和占位效应。MRI 在病变早期可见脑膜及脑皮层呈条状信号增强、脑组织广泛水肿、脑沟裂及脑回变小。病变中期，皮层及皮层下出现缺血性病灶及脑室周围间质性水肿。后期可见脑积水、硬膜下积液或脑萎缩。

一经确诊，立即给予抗菌药物治疗，病原体明确者应针对病原菌选用敏感药物，病原体一时无法明确者，按一般发病规律经验性用药，全身给药效果欠佳时可鞘内给药，考虑多种致病菌混合感染，在联合用药抗感染同时应注意营养，水、电解质平衡，防治脑水肿。同时给予脱水降颅压、脑脊液引流（腰大池置管、腰穿）、抗癫痫、镇静、脑保护、抑酸、保护胃黏膜）、气管切开、呼吸机辅助呼吸、营养支持（先给予静脉营养支持，胃肠道功能改善后加入肠内营养），必要时适当输注血制品纠正凝血功能及低蛋白（血浆、冷沉淀、白蛋白），维持内环境稳定、加强护理。

该患者原发开放性颅脑损伤并不严重，病情突然加重是由于合并颅内感染，一般情况下因脑脊液漏合并的感染主要位于邻近骨折处或蛛网膜下腔，该患者主要表现为化脓性脑膜炎的症状，经过腰大池引流、抗感染及对症支持治疗，蛛网膜下腔的感染得到有效控制，但是病情并无好转，经 MRI 证实，感染转变为脑实质的多发感染病灶，形成多发性脑脓肿（满天星），弥漫性脑水肿。此后经过长期的抗感染治疗，病情得以控制，出院时患者仍处于昏迷状态，康复期间，患者合并继发梗阻性脑积水，行脑室腹腔分流

术，患者的意识水平和肢体功能得以改善，生活基本可以自理，
回归家庭。

专家点评

　　颅内感染是神经外科常见的并发症之一，在我国致死率高达
21%。颅内感染诊断标准（Harrison 标准）：①临床表现，高热、
头痛、呕吐、脑膜刺激征（＋）；②脑脊液常规＋生化，WBC >
$1\,180 \times 10^6$/L，糖定量 < 1.9 mmol/L，蛋白定量 > 2.2 g/L；③脑脊
液或颅内引流管头细菌培养阳性。

　　该患者由于出现爆发性颅内感染，短时间内病情急剧恶化，出
现感染性休克和多脏器功能损伤表现。经过积极抗感染治疗，包括
腰大池持续外引流等，蛛网膜下腔炎症得到明显控制，但是很快
转变为广泛的脑实质感染，MRI 增强扫描提示双侧大脑半球多
发脑脓肿，呈"满天星"样改变，发生的原因是什么？因为临床
上脑脓肿的感染源一般包括血源性、邻近感染病灶、脑穿通伤、
手术部位及隐源性感染。从化脓性脑膜炎演变为脑脓肿的概率大
约为 1/10 000。由于该患者脑脓肿呈散在分布，遍及双侧大脑半
球，并非局限于皮层或皮层下，因此推测血源性感染的可能性
较大。

　　颅内感染在选择抗菌药物方面应该注意两点即细菌的敏感性和
血 - 脑屏障的穿透性，抗菌药物的选择至关重要，病原学检查是重
要参考因素，但不能完全依赖，必须结合临床实际以及治疗反应。
外科引流是控制感染的关键因素，另外全身营养支持作为基础治
疗，绝不能轻视。该患者虽然发生非常严重的颅内感染，而且治疗

笔记

过程一波三折，家属曾几度准备放弃治疗，但经过医患之间的共同努力，历经长期治疗，获得比较满意的治疗效果。因此对于感染性疾病而言，其预后有时出乎大家的预料，不到最后，绝不轻言放弃。

参考文献

1. 黄国兵, 王超. 颅脑外伤患者开颅术后颅内感染的危险因素分析. 中国当代医药, 2019, 26 (28): 57 – 59.

2. 杨锡娇. 颅内感染患者的脑脊液病原菌分布及常用抗菌药物耐药分析. 世界最新医学信息文摘, 2019, 19 (73): 222 – 223.

3. 高喜松, 刘锋, 张秀娟. 神经外科患者术后颅内感染的危险因素. 中国药物与临床, 2019, 19 (15): 2608 – 2610.

4. 夏博铭, 朱磊, 张恒柱, 等. 多途径联合用药治疗广泛耐药鲍曼不动杆菌颅内感染 1 例报告并文献复习. 临床神经外科杂志, 2019, 16 (3): 266 – 269.

5. 张权, 韩广明, 乔建勇. 脑外伤开颅患者颅内感染的相关危险因素研究. 世界最新医学信息文摘, 2019, 19 (43): 8 – 9.

（阴晓峰）

014
儿童四脑室髓母细胞瘤

病历摘要

患儿，男，8 岁。主因走路不稳伴恶心、呕吐 1 周入院。

入院检查：神志清楚，对答基本切题，双侧瞳孔左：右 = 3.0 mm：3.0 mm，光反应灵敏，四肢肌力、肌张力正常，头面部及四肢深浅感觉对称存在，双侧巴氏征未引出，闭目难立征(＋)。头颅 MRI 提示小脑蚓部占位、梗阻性脑积水。行头颅及脊髓平扫＋增强 MRI，考虑髓母细胞瘤伴继发性脑积水（图 14－1～图 14－3）。

2018 年 11 月 30 日在全麻下经后正中入路行小脑蚓部占位切除术，术毕患者复苏后转入重症病房，严密监测生命体征，积极补液抗感染治疗。切口缝线拆除后，局部渗漏脑脊液，再行腰大池外引流术，每日引流 150 mL 左右，直至切口愈合完全，拔除引流管，步行出院（图 14－4，图 14－5）。

笔记

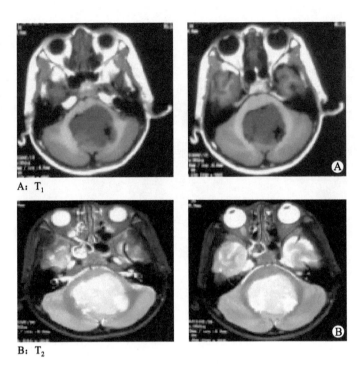

A：T₁

B：T₂

图 14 -1　头颅 MRI 平扫

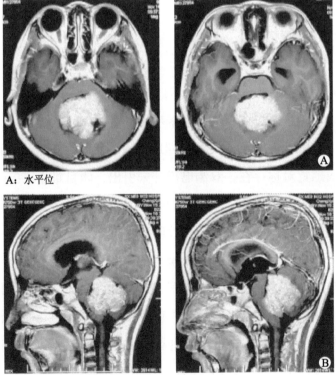

A：水平位

B：矢状位

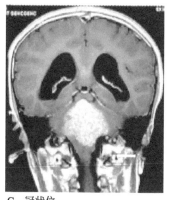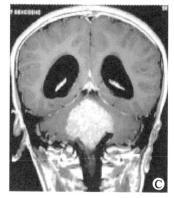

C：冠状位

图 14 -2　头颅 MRI 增强扫描

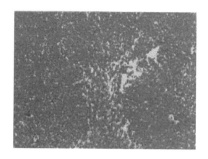

图 14 -3　病理结果考虑髓母细胞瘤
（HE，×100）

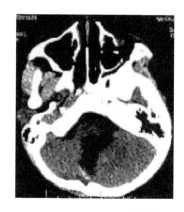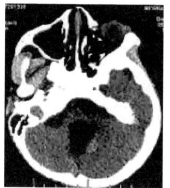

图 14 -4　术后 CT

出院查体：神志清楚，言语可，左侧面部鼻唇沟变浅，左眼闭合不完全，左侧眼球向外活动略受限，四肢肌力、肌张力基本正常。

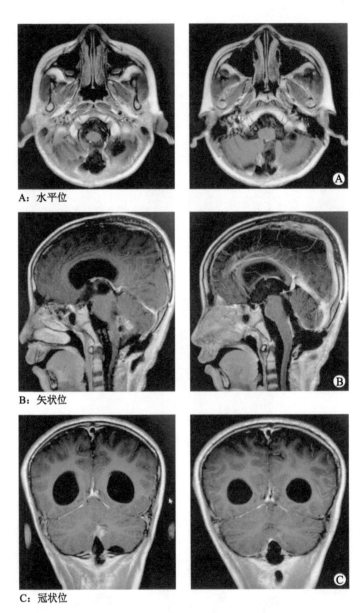

A：水平位

B：矢状位

C：冠状位

图 14 -5　术后头颅 MRI 增强扫描

病例分析

　　颅内的原始神经外胚层肿瘤（primitive neurotodermal tumour, PNET）是一种胚胎性肿瘤，有高度的分化性。根据部位被分为幕下（髓母细胞瘤）和幕上（大脑神经母细胞瘤、松果体母细胞瘤、成感觉神经母细胞瘤）。WHO 分级系统又进一步将这些肿瘤分成不同的组织类型。中枢神经系统（central nervous system，CNS）的 PNET 在小儿少见，在成人非常罕见，全美脑肿瘤注册研究报道其总的发病率是每年 0.26/10 万。总体上讲，尽管是儿童恶性脑肿瘤中最常见的类型，但仅占到所有脑肿瘤的 1.8%。

目前髓母细胞瘤的分型将组织学和分子分型进行了结合。临床长期应用的组织学分型为促结缔组织增生型/结节型、广泛结节型、大细胞和间变型，而现在被广泛接受的 4 种基因亚型：WNT 活化型、SHH 活化型、组 3、组 4。这些与组织学和基因亚型相关的患者预后和治疗存在明显差异。

大约有一半的患者可能出现颅内压升高的表现。头痛、共济失调、恶心也是最常见的症状。由于侵袭性很高，生长速度很快，因此所有的 PNET 都被定义为 WHO Ⅳ级。其具有脑脊液播散的趋势，大的回顾性研究显示成人患者的 10 年生存率仅为 48%～55%，5 年以后复发率非常高，最常发生在颅后窝。

MRI 是评价和诊断 PNET 的"金标准"。典型的肿瘤表现为增强，有异质性。四脑室底的浸润经常被发现，这一现象的出现被认为是预后不佳的因素。在治疗开始前应该开展多学科的讨论。无论什么情况，都要尽可能实现最大范围的安全切除，一定要在术后 48～72 小时复查 MRI，但是脊髓的 MRI 复查应该在术后 2～3 周时进行。由于 PNET 容易发生脑脊液播散定植，因此在完成脊髓 MRI 检查后还应该行腰穿来进行脑脊液的分析。髓母细胞瘤可以通过影像和手术资料进行 Chang 氏分级。

在成年人中关于手术治疗的证据很少，因为这类疾病发病率太低，没有随机对照实验的支持，但是多数意见还是支持手术作为该疾病的初始治疗，目的是明确病理、改善症状和控制局部病灶。有一半的患者可以实现肿瘤的全切，并且与较好的临床预后相关。此外，脑室腹腔分流手术还可以用来治疗脑积水。

手术后的辅助放疗是目前的标准治疗，尽管多数的经验都是基于儿童患者。对于全脑脊髓放疗的传统剂量是 30～36 Gy，在颅内原发部位的缩野放疗是 54.0～55.8 Gy。对于中等风险患者，为了减少放疗不良反应，低剂量的脑脊髓放疗（23.4 Gy）联合化疗，也是一个可以考虑的选择，当然，颅后窝局部放疗的剂量仍旧要维持在 54.0～55.8 Gy。如果可能，也可以使用质子刀来实施脑脊髓放疗，来减少放疗的神经毒性。NCCN 指南推荐的高风险因素包括大细胞或间变髓母细胞瘤、幕上 PNET、无法切除的肿瘤或术后肿瘤残余大于 1.5 cm^2。这部分患者应该在接受神经轴的放疗后实施化疗。在放疗之前应该收集干细胞，可以考虑在将来出现肿瘤进展复发时进行自体干细胞移植。对于中等风险的患者，可以在术后单独使用脑脊髓放疗，或脑脊髓放疗同步及序贯化疗。

放疗后使用化疗来降低放疗剂量，目前对于儿童来说是越来越普遍的选择，但是对于成人如何实施最佳的化疗仍旧是不清楚的。有多重方案可以用来治疗复发的病例，多数方案都包括依托泊苷。替莫唑胺同样可以用于治疗复发的病例。如果之前对低剂量有较好的治疗反应，也可以考虑选择高剂量化疗联合自体干细胞移植。

没有一个有力的证据支持 PNET 最佳的随访方案。多数指南建议在前 2 年内每 3 个月复查 1 次，而后 3 年每年复查 2 次，随后每年复查 1 次。如果 MRI 随访发现复发，应该立即行脑脊液检查。如果患者既往有脊髓病变病史，应该考虑同时行脊髓影像检查。骨扫描、CT 扫描及骨髓活检也可以考虑。

对于复发的肿瘤还是应该尝试最大范围安全切除，对部分患者可以考虑个给予高剂量化疗联合自体干细胞移植。疾病进展时的其他治疗包括化疗、放疗（包括 SRS）和放化疗联合。转移的患者可以采用化疗或支持治疗。

专家点评

髓母细胞瘤是儿童最最常见的颅内恶性肿瘤之一，多数位于四脑室及小脑半球，呈恶性生长趋势，往往发现时瘤体已经增长很大，伴发继发梗阻性脑积水。本例患者瘤体巨大，与第四脑室粘连显著，术中剥离困难，术后存在面丘损伤。另外，这类肿瘤血供丰富，术中及术后出血风险较高。由于儿童总体血容量较少，所以术中出血的控制对于整个手术能否顺利完成尤为重要。髓母细胞瘤为胚胎残余恶性肿瘤，术后必须进行严格的放化疗，才能提高其总生存率。最新发布的中枢神经系统病理分型中加入了分子分型的诊断，髓母细胞瘤目前的分子分型主要为 4 种，其中 WNT 型预后最好，针对 SHH 型的靶向药物已经在临床试验中有所应用，未来精准的靶向治疗是这类型肿瘤治疗的最终选择。

参考文献

1. CHANG C H, HOUSEPIAN E M, HERBERT C J R. An operative staging system and a megavoltage radiotherapeutic technic for cerebellar medulloblastomas. Radiology, 1969, 93（6）：1351 – 1359.

2. BRANDES A A, FRANCESCHI E, TOSONI A, et al. Adult neuroectodermal tumors of posterior fossa（medulloblastoma）and of supratentorial sites（stPNET）. Crit Rev Oncol Hematol, 2009, 71（2）：165 – 179.

（冯富强）

笔记

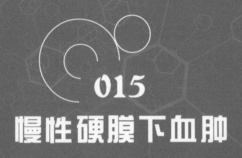

015
慢性硬膜下血肿

病历摘要

患者，女，71岁。主因言语含糊伴行动迟缓1月余，加重2天入院。2013年脑出血，遗留右侧肢体活动不利，平日口服氯吡格雷抗凝。

入院检查：神志清楚，语言含糊，对答欠切题，左侧瞳孔3.0 mm，右侧瞳孔3.0 mm，光反应灵敏，肌力右侧Ⅲ级，左侧Ⅴ级，右侧肌张力减弱，左侧正常，头面部及四肢深浅感觉对称存在，双侧巴宾斯基征未引出。头颅CT示左侧额顶颞慢性硬膜下血肿，血肿厚度约2.5 cm，脑中线移位约0.5 cm（图15-1）。头颅MRI示左侧额顶颞硬膜下混杂信号影，以高信号为主（图15-2）。

入院诊断：左额顶颞慢性硬膜下血肿、脑出血后遗症。

2018年10月3日行钻孔引流术及血肿置换术，术后次日引流

笔记

管引流量约30 mL，复查CT显示血肿清除满意，中线移位较前有所恢复。1周后再次复查CT示中线移位恢复（图15-3），症状基本消失，自行出院。

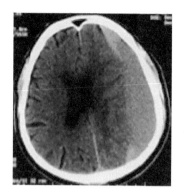
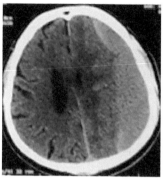

图 15-1 术前 CT

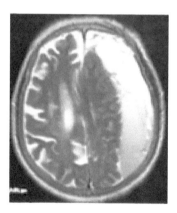
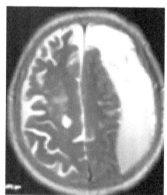

图 15-2 术前 MRI 提示血肿内部信号混杂

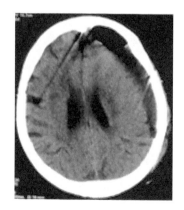
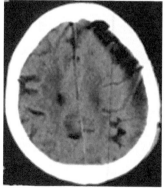

图 15-3 1 周后术后 CT 复查

病例分析

　　慢性硬膜下血肿是指血液和血液裂解成分在硬膜下逐渐聚集。随着人口老龄化和抗凝、抗血小板药物使用的日益增多，慢性硬膜下血肿的发病率也在不断上升。据估计，目前发病率在每年（8.2~14.0）/10万，发病时的平均年龄为76.8岁。慢性硬膜下血肿起源于硬膜边界细胞层（dural border cell layer），是位于硬脑膜与蛛网膜之间的薄层细胞，细胞外胶原蛋白相对较少，细胞间连接容易分离。慢性硬膜下血肿发生多伴有诱因，如老年人、酗酒、急性创伤或轻微创伤。

　　关于慢性硬膜下血肿的形成机制目前有2种阐述：一种认为是穿越硬膜边界细胞层的桥静脉撕裂，偶尔为皮层动脉，形成急性硬膜下血肿，大多数会疏散吸收，部分病例形成急性血栓逐渐溶解为慢性血肿；一种认为是硬膜边界细胞层在硬脑膜与蛛网膜之间的张力点分裂，硬膜下脑脊液聚集形成水瘤，在这个空间里，产生新生血管，新生血管破裂出血，形成慢性硬膜下血肿。无论如何，硬膜边界细胞层的开放触发了一个非常复杂的修复反应，该反应的特点就是硬膜边界细胞层的增生、胶原纤维肉芽组织的形成和巨噬细胞的分解。另外，血肿扩大也归咎于局部炎症反应，导致纤溶亢进和血管生成因子产生，促进新生血管产生和脆弱的毛细血管出血。形成慢性硬膜下血肿的危险因素，包括年龄增长、跌倒史、头部轻伤、使用抗凝剂或抗血小板药物、出血体质、酒精、癫痫、低颅压、血液透析。当前，使用抗凝剂或抗血小板药物是最重要的危险因素，这些药物的使用使得风险量化非常困难，可以导致慢性硬膜下血肿的加重和复发。慢性硬膜下血肿的病程可以从几天到几周，临床表现也各有不同，有的可以类似中风或快速进展性痴呆，其他包括步态障碍和跌倒、肢体无力、认知能力下降、急性混乱或意识下降。

慢性硬膜下血肿的诊断主要依靠 CT，可以表现为等密度，低密度、高密度。当血肿位于双侧，中线没有移位时，需要注意。MRI 不作为常规诊断工具，必要时使用。纠正凝血和血小板异常是关键，在手术干预过程中减少出血风险，并尽量减少复发。大多数情况下，这些出血疾病是医源性造成的，可以纠正。首先需要停用抗凝剂或抗血小板药物。对抗维生素 K 拮抗剂的方法包括凝血酶原复合体、新鲜冷冻血浆和维生素 K 的组合。使用新型口服抗凝剂的经验有限，指南建议在没有危及生命的急性血肿扩张的情况下，时间是最好的解药，如果可能，手术应推迟到 24 小时后。如果患者有肾功能损害并使用了直接凝血酶抑制剂，这一期限应延长到 48 小时。如果临床上需要紧急干预，凝血酶原复合体可能会在逆转效应方面发挥作用。关于抗血小板治疗，有证据支持治疗延迟 7～10 天，以便产生功能齐全的血小板。如果不能推迟治疗，指南建议输注血小板。类固醇和抗癫痫药物，认为在慢性硬膜下血肿的急性管理期是有益的。80% 的慢性硬膜下血肿患者手术可以迅速缓解症状，获得较好结局。目前主要的治疗方式有 3 种，分别为钻孔引流（需要做硬膜切开，孔径 10～30 mm）、梅花钻细孔密闭引流（孔径 < 10 mm），以及开颅小骨瓣。多项研究结果并未给出准确结论，哪种手术方式在治愈率、并发症控制、降低死亡率方面更有优势。细孔引流只需要局麻，在手术室和床旁都可以实施，对于存在多种合并症的老年人是不错的选择。

慢性硬膜下血肿术后是否早期活动存在争议，早期活动认为可以减少医疗并发症，而卧床休息认为可以促进大脑扩张降低复发率。所有行动不便的患者都应该进行血栓预防。术后最重要的并发症就是复发，需要再次手术，证明对术后功能恢复和生活质量产生明显影响。年龄、GCS 评分、并发症及凝血异常与死亡率和致残率密切相关。

专家点评

本例患者病史、诊断和手术适应证均明确，采用单一钻孔引流术，术中进行彻底置换，术后效果明显，症状显著改善。针对慢性硬膜下血肿的治疗方式，需要根据具体的情况量体裁衣，目前主流的手术方式还是钻孔引流。抗凝和抗血小板药物的使用，人口老龄化的加剧，使得这部分患者越来越多，对医师而言，需要更加完善此类手术的操作流程，关注引流过度气颅、引流不尽术后复发、引流不畅转开颅清除血肿等相关并发症。

参考文献

1. KOLIAS AG, CHARI A, SANTARIUS T, et al. Chronic subdural haematoma：modern management and emerging therapies. Nat Rev Neurol, 2014, 10（10）：570-578.

（冯富强）

笔记

016
垂体促肾上腺皮质激素腺瘤

病历摘要

患者，女，28 岁。偶然发现患有高血压，进一步检查发现患有 Ⅱ 型糖尿病，且血压及血糖药物控制效果不理想。为求诊治就诊于我院内分泌科，行头颅 MRI 检查示鞍区占位，垂体微腺瘤可能性大，肿瘤位于垂体左侧，垂体柄右偏（图 16 - 1）。内分泌检查促肾上腺皮质激素（adreno-cortico-tropic hormone，ACTH）93.18 pg/mL（正常值 8 ~ 78 pg/mL），晨 8 点皮质醇 46.62 μg/dL（正常值 6.7 ~ 22.4 μg/dL）。地塞米松抑制试验提示大、小剂量均被抑制，支持垂体 ACTH 腺瘤，腹部 B 超及 CT 检查未见肾上腺异常表现。查体：可见明显向心性肥胖，满月脸（图 16 - 2）、水牛背，颈部皮肤粗糙，腹部可见紫纹，其余查体为阴性。初步诊断为 ACTH 腺瘤。

笔记

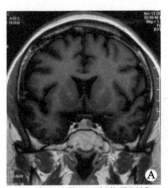
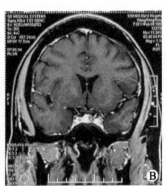

A：T₁左侧垂体可见低信号区域，垂体柄右偏

B：增强扫描示左侧垂体可见低信号不强化区域，垂体柄右偏

图 16 - 1 鞍区 MRI

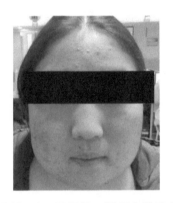

图 16 - 2 满月脸，面部布满痤疮

术前头颅侧位片及头颅 CT 检查提示蝶窦气化不良，呈鞍前型（图 16 - 3，图 16 - 4），决定行内镜经鼻蝶垂体腺瘤切除术。手术过程顺利，术中见肿瘤偏左侧，质地软，灰白色，血供不丰富，镜下全切肿瘤。术后恢复好，复查鞍区 MRI 未见肿瘤残留，垂体柄居中（图 16 - 5）；血压及血糖较前明显改善。内分泌检查：ACTH 30.03 pg/mL，晨 8 点皮质醇 21.94 μg/dL。术后面容改变明显（图 16 - 6），术后病理证实垂体 ACTH 腺瘤（图 16 - 7）。

术后 1 年随访，患者病情稳定，内分泌检查 ACTH 43.03 pg/mL，晨 8 点皮质醇 22.94 μg/dL。

笔记

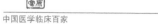
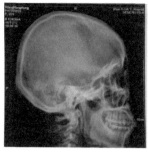

图 16-3 头颅侧位片示蝶鞍无扩大，蝶窦气化不良

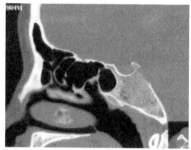

图 16-4 头颅 CT（骨窗）检查示蝶窦气化不良，呈鞍前型

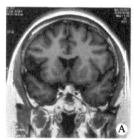

A：冠状位示 T$_1$ 左侧垂体术后改变

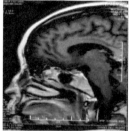

B：矢状位增强扫描提示肿瘤切除满意

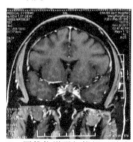

C：冠状位增强扫描提示肿瘤全切，垂体柄居中

图 16-5 术后鞍区 MRI

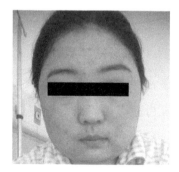

图 16-6 脸型与术前相比变瘦，痤疮明显减少

图 16-7 病理诊断示垂体 ACTH 腺瘤（HE，×100）

笔记

111

病例分析

　　垂体性库欣病（Cushing's disease，CD）是最常见的 ACTH 依赖性库欣综合征（Cushing's syndrome，CS），由垂体 ACTH 腺瘤过度分泌引起，Harvey Cushing 于 1932 年首次描述。其临床表现为满月脸、水牛背、多血症、皮肤紫纹、高血压、糖尿病及骨质疏松等。CD 约占垂体腺瘤的 10%，好发于 25 ~ 45 岁的女性。虽然是少见病，但其诊断及治疗相对困难。如果高皮质醇血症不能控制，多种并发症，如精神异常、肺部感染、血栓形成及心脑血管意外的发生概率增加，自然寿命会明显缩短。在缺乏有效治疗手段之前，患者的生存期仅有 4.6 年。目前，在患者接受现有治疗手段的情况下，死亡率仍为正常人群的 1.7 ~ 4.8 倍。

　　实验室检查手段主要包括血、尿皮质醇检测，8:00、16:00 和 0:00 的皮质醇节律检测，小剂量地塞米松试验与大剂量地塞米松试验，24 小时尿游离皮质醇等，如果经上述检查仍不能确诊皮质醇增多的原因，可行双侧岩下窦取血检查，明确诊断并为神经外科医师提供肿瘤侧别的信息。影像学检查主要有垂体 MRI 平扫及增强扫描，包括延迟扫描。

　　垂体 ACTH 腺瘤的主要治疗方法是显微镜下或神经内镜下全切肿瘤。术中应该注意在全切肿瘤的情况下，最大限度地保护残留的正常垂体，减少术后并发症。术后效果评估，2015 年新版《库欣综合征指南》采取的标准是术后皮质醇 < 140 nmol/L（5.0 μg/dL），达标患者术后复发率低，但仍然有复发可能，建议终身随访。

　　对于接受非治愈性手术或无法手术的 ACTH 依赖性 CD 患者，建议考虑其他多种二线治疗选择（如二次经蝶手术、放疗、药物治疗或双侧肾上腺切除）。建议将双侧肾上腺切除术用于隐匿性或转移性异位 ACTH 分泌瘤患者，或用作药物治疗不能迅速控制的严重 ACTH 依赖性 CS 患者的紧急处理措施。建议手术不完全患者，在影像学提示存在明确肿瘤病变时再次手术。放射治疗可用于二线治疗。目前派瑞肽是 FDA 唯一批准用于 CS 的药物。

专家点评

该患者临床表现符合 CD 典型特征，实验室检查提示 ACTH 增高，皮质醇节律紊乱，垂体 MRI 提示存在垂体微腺瘤。大、小剂量地塞米松抑制试验也提示患者为垂体 ACTH 腺瘤。为控制血压及血糖，改善患者生活质量，决定行经蝶手术。由于术前检查提示该患者蝶窦气化不良，呈鞍前型，术中对肿瘤位置的判断至关重要。术中应尽可能做到肿瘤全切，否则术后内分泌改善不明显。术后皮质醇明显下降，随访 1 年，疗效稳定，应予以持续随访观察，改善血压及血糖，减少并发症发生。总之，CD 的诊治需要多学科的参与，充分评估各种治疗手段对患者的利弊，采用个体化治疗方案，最大程度切除肿瘤，保护正常垂体功能，减少并发症，提高患者生活质量。

参考文献

1. 冯铭，卢琳，王任直. 规范库欣病的诊疗以提高其诊治水平. 中华医学杂志，2016，96（11）：833 - 834.

2. PLOTZ C M, KNOWLTON A I, RAGAN C. The natural history of cushing's syndrome. Am J Med, 1952, 13（5）：597 - 614.

3. DEKKERS O M, HORVÁTH-PUHÓ E, JØRGENSEN J O, et al. Multisystem morbidity and mortality in cushing's syndrome：a cohort study. J Clin Endocrinol Metab, 2013, 98（6）：2277 - 2284.

4. 中国垂体腺瘤协作组. 中国库欣病诊治专家共识（2015）. 中华医学杂志，2016，96（11）：835 - 840.

（王崧权）

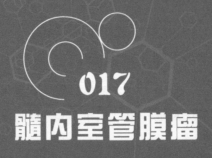

017
髓内室管膜瘤

📋 病历摘要

患者，男，51 岁。4 个月前开始无明显诱因逐渐出现双上肢麻木、酸困，未治疗，2 周前感症状逐渐加重，并出现右上肢肌力减退，双下肢无力，走路不稳，2018 年 12 月就诊于我院。完善颈椎 MRI 检查示 $C_{2\sim7}$ 髓内占位病变，呈等 T_1、长 T_2 信号，增强扫描均匀强化，肿瘤边界清除，肿瘤上下两端伴脊髓空洞形成（图 17－1，图 17－2），空洞范围向上累及至延髓，向下累及至 T_7 水平，以 $C_{2\sim7}$ 髓内占位病变收住入院。

入院检查：神志清楚，双侧瞳孔等大等圆，直径约 2.5 mm，对光反射灵敏。四肢痛温觉减退，轻触觉减退；两点辨别觉、图形觉、位置觉及音叉震动觉检查减退。右上肢肌力Ⅳ级，右下肢肌力

Ⅳ级，肌张力正常。双上肢肱二头肌腱反射减退；肱三头肌腱反射减退；桡骨骨膜反射正常；膝腱反射减退；跟腱反射减退；髌阵挛阴性，踝阵挛阴性。

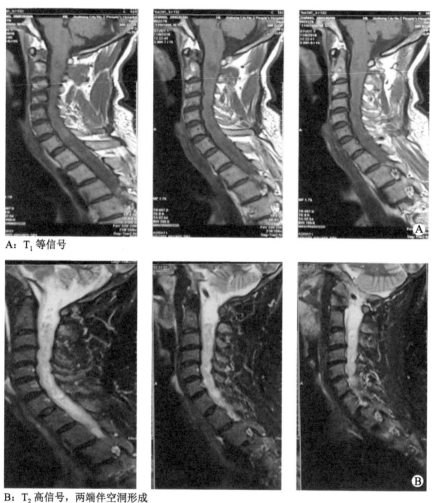

A：T_1 等信号

B：T_2 高信号，两端伴空洞形成

图 17 - 1　颈椎 MRI 示 $C_{2\sim7}$ 占位病灶

入院后经各项术前准备工作后，在我院全麻下行后正中入路 $C_{2\sim7}$ 髓内肿瘤切除术，术中见脊髓肿胀明显，软膜下血管扩张（图 17 - 3），参照脊髓后根的解剖位置，在显微镜下严格按照后正中沟切开脊髓，将脊髓和软膜向两侧悬吊，暴露红色肿瘤组织，质地韧、血供丰富（图 17 - 4）。由于肿瘤体积大，脊髓显著变薄，首先部分切除肿瘤，肿瘤体积明显减小后，再分离肿瘤边界，大部分边界清楚，个别部位肿瘤与脊髓粘连明显，断血供，分离肿瘤界面后，全切肿瘤（图 17 - 5），切除肿瘤后缝合脊髓和软膜，恢复脊髓正常解剖（图 17 - 6），然后再将蛛网膜缝合，防止术后脊髓与硬脊膜粘连（图 17 - 7），导致术后神经功能障碍。

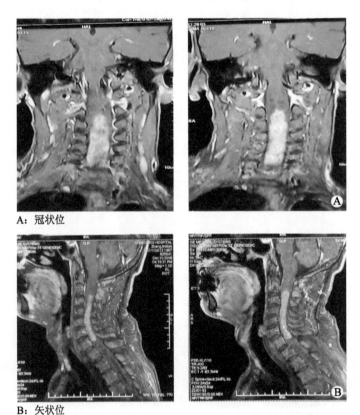

A：冠状位

B：矢状位

图 17 - 2　颈椎 MRI（增强）示肿瘤均匀强化

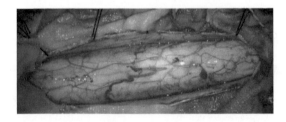

图 17 - 3　切开硬脊膜，脊髓肿胀，软膜下血管扩张

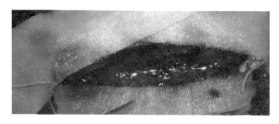

图 17-4 沿后正中沟切开脊髓后，显示紫红色
肿瘤组织，质地韧、血供丰富

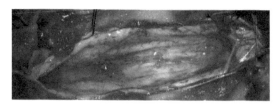

图 17-5 全切肿瘤后，显露周围正常脊髓，显
微镜下观察未见肿瘤残留

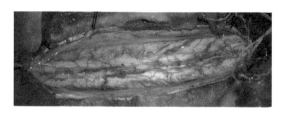

图 17-6 缝合软膜及脊髓，恢复脊髓正常解剖

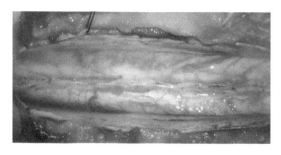

图 17-7 缝合蛛网膜，防止术后粘连

　　术后麻醉清醒后顺利拔管，未出现呼吸肌无力等症状，自觉双上肢麻木、酸困感明显好转，下肢肌力有所恢复，术后 2 日遵医嘱带颈托下地活动，走路不稳症状较前明显好转。复查颈椎 MRI 提示肿瘤全切（图 17-8），术后病理结果回报为室管膜瘤（WHO Ⅱ

级)（图17-9），术后11天拆线出院，出院嘱患者继续颈托固定，定期复查。

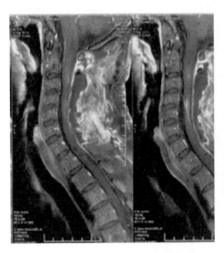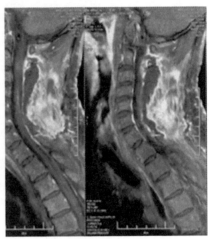

图17-8　颈椎 MRI（增强）矢状位示肿瘤全切

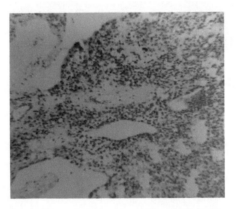

图17-9　腺上皮样及假菊星团样结构，
细胞小圆形，椭圆形，考虑
室管膜瘤（WHO Ⅱ级）

病例分析

　　髓内室管膜瘤是较为常见的髓内良性肿瘤，其起源于脊髓中央管周围的室管膜细胞，以脊髓中央管为中心在髓内膨胀性生长，多与脊髓界限清楚。室管膜瘤可发生于脊髓髓内任何部位，以颈段最常见，约占60%。颈段髓内室管膜瘤患者早期症状多不明显，这是延误诊断的重要原因。患者首发症状多表现为肿瘤部位相应肢体麻木、无力及感觉异常等不适，随后病情有纵向垂直发展倾向，由上向下逐渐扩展。而神经根性疼痛较少见，且常不明显。此外，$C_{3\sim5}$ 脊髓受压可引起膈肌瘫痪，导致呼吸困难，高颈段肿瘤还会引起脑神经症状，甚至引起致命的神经功能损害。MRI 是目前诊断髓内室管膜瘤最重要的检查手段，T_1WI 以等、低信号为主；T_2WI 以高、混杂信号为主；增强后多明显、不均匀强化。肿瘤两端的囊腔和"帽征"是脊髓室管膜肿瘤颇具特征性的表现之一。MRI 分辨率高，能区分肿瘤与脊髓、硬脊膜、椎动脉的位置关系，对于术前评级、制定手术计划、评判肿瘤复发和转移等方面有着重要的意义。颈段髓内室管膜瘤一旦诊断明确，应积极进行手术治疗，尽早解除对脊髓的压迫。对于肿瘤边界清楚或浅表局限者，应全部切除。如果肿瘤累及范围较广或与脊髓无边界全切有困难时，也主张在尽量多切的基础上不加重脊髓功能障碍，充分减压以争取最好的疗效，有学者认为，髓内室管膜瘤手术全切后，预后良好，甚至可以治愈。本例患者达到显微镜下手术全切，随访后观察患者远期预后。

专家点评

多数情况下髓内室管膜瘤边界清楚，血供不丰富，质地较软，术中易于辨认肿瘤边界，严格按照肿瘤边界，全切肿瘤，术后往往会出现暂时性的神经功能障碍加重，经过康复后，多数可以恢复到术前水平，甚至优于手术前的神经功能。手术中的注意事项包括：①俯卧位，腹部不能受压，减少椎管内静脉出血；②头架固定，颈前屈，有利于暴露；③硬膜、蛛网膜分层切开，有利于修复；④将脊髓表面血管推离中线，减少血管损伤；⑤高倍镜下辨认后正中沟，通过两侧后根也可以间接判断后正中沟，沿肿瘤所在的脊髓后正中沟切开脊髓；⑥锐性切开，不要钝性分离，减轻神经损伤；⑦高倍镜下辨认肿瘤边界，不牵拉脊髓，适当分离肿瘤界面后，用7－0丝线将脊髓两侧软膜缝合固定于两侧硬膜缘，充分暴露肿瘤，术中无须牵拉脊髓；⑧肿瘤过大，须先行瘤内减压，再分离界面；⑨肿瘤界面分离，需要锐性与钝性相结合，两侧分离要沿脊髓纵轴方向，腹侧分离相反，手术难点是腹侧和两侧分离；⑩肿瘤血供主要来源于腹侧和两侧，电凝供血动脉时，牵拉肿瘤，使其离开脊髓，靠近肿瘤侧电凝离断；⑪全程尽可能少用电凝，如果使用，要求低功率持续冲水；⑫有创操作均置于肿瘤侧，尽可能减少对脊髓的干扰；⑬切除肿瘤后，瘤腔不放异物，脊髓复位，并用7－0丝线缝合两侧软膜，解剖复位，减少术后粘连可能出现的神经功能障碍；⑭缝合蛛网膜，水密缝合硬膜。该患者肿瘤体积较大，质地韧，血供较丰富，肿瘤与周围脊髓之间大部分边界清楚，易于分离，仅少部分边界不清。为了减少对脊髓的干扰，我们先采用减瘤技术，分块切除中心部位肿瘤，然后分离肿瘤边界，断血供，全切肿瘤，术后患者肢体活动与术前相比略有改善。

参考文献

1. MUHEREMU A, SUN Y. Atypical symptoms in patients with cervical spondylosis might be the result of stimulation on the dura mater and spinal cord. Medical Hypotheses, 2016, 91 (19)：44－46.

2. 高明勇，陶海鹰，卫爱林，等. 成人原发性椎管内肿瘤的外科治疗与疗效分析. 中国肿瘤临床，2017，44 (20)：1029－1033.

（刘广生）

018
左侧桥小脑角胆脂瘤

病历摘要

患者，男，68岁。主因左侧面部感觉异常3年余就诊于我院门诊。患者3年前发现左侧面部感觉异常伴有左侧味觉减退，就诊于当地医院，行药物治疗（具体药物不详），服药后自觉症状缓解，并未就医。近1个月来患者症状加重，药物控制差。行头颅CT检查示左侧桥小脑角（cerebellopontine angle，CPA）区低密度灶，脑干受压移位，四脑室变形（图18-1）。

入院后行头颅MRI平扫和增强扫

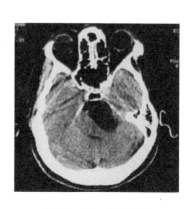

图18-1 头颅CT

描示左侧 CPA 占位病灶，T_1 低信号，T_2 为混杂高信号，DWI 为高信号，增强扫描病灶无强化，病变体积较大，形态不规则，越过中线向对侧发展，累及延髓、脑桥及中脑，脑干受压移位，四脑室变形（图18-2，图18-3）。根据影像特征，诊断：左侧 CPA 表皮样囊肿。查体：左侧面部感觉麻木，面肌萎缩伴听力下降，左侧味觉减退，指鼻试验阳性，其余未见明显阳性体征。

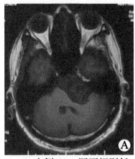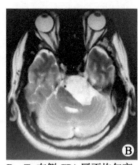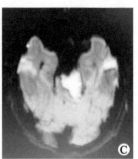

A：T_1 右侧 CPA 区不规则低　　　B：T_2 右侧 CPA 区不均匀高　　　C：DWI 右侧 CPA 区不规则
信号病灶　　　　　　　　　　　　信号病灶　　　　　　　　　　　　高信号病灶

图18-2　MRI 检查（轴位）示病变越过中线向对侧发展，脑干受压变形

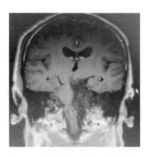

图18-3　头颅 MRI 增强扫描（冠状位）示病灶不强化，
病变波及范围从延髓、脑桥到中脑

完善相关术前检查，行左侧乙状窦后入路 CPA 占位切除术（图18-4），术中见肿瘤成瓷白色，位于面听神经腹侧（图18-5），表面可见菲薄的蛛网膜，肿瘤部分钙化，未见毛发，肿瘤与脑干、颅神经、血管粘连紧密。经颅神经间隙分块切除肿瘤，除中脑侧方钙化的肿瘤组织与小脑上动脉紧密粘连，切除困难，未强行分离外，其余肿

瘤镜下全切。切除肿瘤后可见三叉神经、面听神经、后组颅神经以及周围血管保留完整（图18-6），反复冲洗术野，直至冲洗液清亮。

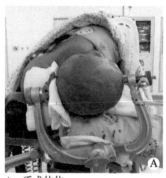
A：手术体位

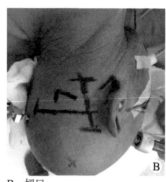
B：切口

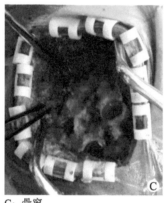
C：骨窗

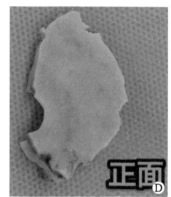
D：骨瓣

图 18-4　手术体位及切口

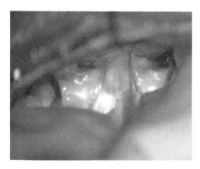

图 18-5　术中可见瓷白色肿瘤组织，位于面听神经的腹侧

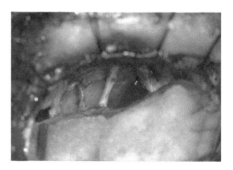

图 18-6　近全切除肿瘤后，可见三叉神经、面听神经、后组颅神经及颅后窝的血管

笔记

术后患者恢复好，未出现无菌性炎症反应，术后未出现新的神经功能障碍。复查 MRI 示肿瘤近全切除，仅见中脑侧方有少许残留，脑干受压缓解（图 18 − 7）。患者出院，继续康复治疗。

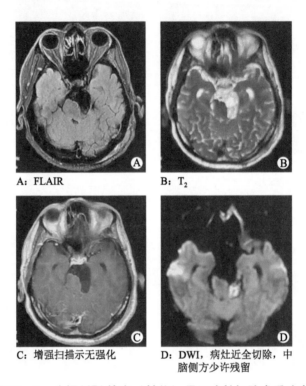

A：FLAIR   B：T_2

C：增强扫描示无强化   D：DWI，病灶近全切除，中脑侧方少许残留

图 18 − 7   头颅 MRI 检查（轴位）显示病灶切除术后改变，部分脑干复位

病例分析

颅内表皮样囊肿由 Pinson 于 1807 年首先报道，1850 年 Remark 提出异位残余上皮细胞的理论。Critchiet 于 1928 年第 1 次正式定名为表皮样囊肿。颅内表皮样囊肿因其肉眼下色泽洁白带有珍珠光泽，又被称为珍珠瘤，被认为是颅内最美丽的肿瘤。其发病率为全脑肿瘤的 0.2% ~ 1.8%，好发年龄为 20 ~ 40 岁，男性与女性的发病

率无明显差别，以 CPA、鞍旁最为常见，其次为第 4 脑室、侧脑室、脑内、脊髓，亦可发生于颅骨板障内和脊柱，属于错构瘤。其生长缓慢，容易包绕周围神经及血管，以占位症状为主要临床表现，因此发现时肿瘤已经很大。目前认为绝大多数颅内表皮样囊肿是在神经沟形成神经管时，含上皮细胞的包涵物在神经管内发生滞留，而后不断有细胞角化脱落形成瘤内容物，使肿瘤逐渐增大，出现临床症状而发病。有报道极少数表皮样囊肿被认为是获得性的，如 Choremis 于 1954 年发现腰穿后皮肤碎片带入可产生表皮样囊肿。

颅内表皮样囊肿具有境界清楚、包膜完整、表面光滑和钻缝生长等特点，质地较软，可以发生钙化。镜下囊壁由两层组织构成，外层为纤维结缔组织，内层为与皮肤表皮相似的复层鳞状上皮。囊内为上皮碎屑及丰富的角蛋白和胆固醇，因其具有组织毒性，溢入蛛网膜下腔可引起无菌性脑膜炎。因此术中可用地塞米松溶液对术腔进行冲洗，术后注意出现蛛网膜下腔出血的可能。

颅内表皮样囊肿 CT 上表现为形态不规则，均匀或不均匀低密度影，密度低于或近似于脑脊液，增强扫描病灶不强化，边界清楚。MRI 检查在颅内表皮样囊肿诊断方面优于 CT，有典型特征表现：长 T_1 和长 T_2 信号，不增强，在液体衰减反转恢复序列（fluid attenuated inversion recovery，FLAIR）和弥散加权成像（diffusion weighted imaging，DWI）上呈高信号。

颅内表皮样囊肿属于良性肿瘤，偶有恶变报道。肿瘤生长缓慢，具有"见缝就钻"的特点，临床表现常与其占位效应相关。因其好发于 CPA 区，故主要表现为压迫周围神经的症状，如面部感觉异常、听力下降等。随着目前影像学的进步，很多还未表现出症状的肿瘤也被发现出来。目前手术是唯一有效的治疗手段，也是首选的治疗手段。如果囊壁与周围结构粘连不紧，主张行囊外全切，因为肿瘤囊壁是生长最为活跃的部分。但是如果囊壁与周围结构，尤其是脑干粘连紧密，均主张先行囊内切除，再剥离囊壁，防止囊内容物流入蛛网膜下腔引起无菌性脑膜炎。如果囊壁与周围重要结构粘连过于紧密，应部分保留囊壁，手术不必刻意追求全切，应在保留神经血管前提下，尽量切除肿瘤。虽然残留肿瘤会引起复发，但表皮样囊肿生长缓慢，患者有生之年很难再次出现临床症状。手术入路应根据肿瘤部位选择，近些年来神经内镜的使用可以弥补显微镜手术的不足，利于肿瘤的全切，减少术后并发症和术后复发。常见的并发症为术后无菌性脑膜炎和术后出血，应注意预防。在该病例中，中脑侧方的肿瘤囊壁钙化，与脑干及小脑上动脉紧密粘连，尝试分离全切肿瘤，但由于粘连过于紧密，有损伤神经血管可能，未予全切。

专家点评

该患者以三叉神经症状起病，病程较长，进展缓慢。神经影像检查均符合表皮样囊肿的典型特征，诊断明确。治疗选择手术切除，肿瘤体积较大时，应当采用分块切除办法，有利于重要结构的保留。由于手术在神经之间完成，因此手术操作必须完全在显微镜下完成。术中尽可能全切肿瘤，对于与脑干及重要神经和血管粘连紧密的肿瘤，如果强行切除肿瘤，有损伤神经血管的风险，应当谨慎，必要时可以部分残留。由于肿瘤具有钻缝生长的特点，对于显微镜下的盲区，可以配合神经内镜辅助探查，最终达到满意切除肿瘤的目的。肿瘤切除完毕后，利用地塞米松溶液反复冲洗，预防术后无菌性脑膜炎的发生。

参考文献

1. SCHIEFER T K, LINK M J. Epidermoids of the cerebellopontine angle: a 20-year experience. Surg Neurol, 2008, 70 (6): 584 - 590.

2. ULIVIERI S, OLIVERI G, FILOSOMI G, et al. Intracranial epidermoid cyst: case report. Ann Ital Chir, 2008, 79 (6): 445 - 446.

3. TURKOGLU O F, OZDOL C, GURCAN O, et al. Huge intradiploic epidermoid cyst. Neurol Neurochir Pol, 2010, 44 (2): 204 - 207.

4. 戴宇翔，倪红斌，梁维邦. 颅内表皮样囊肿诊治进展. 中华临床医师杂志（电子版），2011, 5 (14): 4174 - 4176.

（王崧权）

019
大脑后动脉动脉瘤

病历摘要

患者，男，64岁。3天前突发头痛伴有恶心呕吐，来我院急诊。

入院检查：神志蒙眬，Hunt-Hess 3级，神经系统检查双侧瞳孔等大等圆，光反射灵敏，颈项强直，双侧病理征阳性。头部CT显示广泛蛛网膜下腔出血（图19-1）。发病后头痛剧烈持续不缓解、躁动、烦躁不安，行脑DSA示左侧大脑后动脉动脉瘤（图19-2）。

急诊行大脑后动脉动脉瘤介入栓塞术。患者手术后病情平稳，给予行腰大池置管引流3天后患者痊愈出院（图19-3）。

笔记

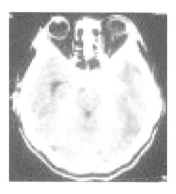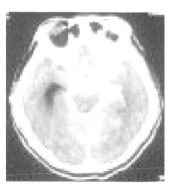

图 19 -1　发病时头颅 CT

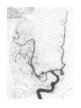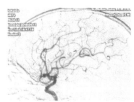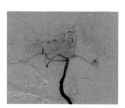
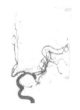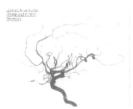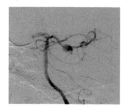

图 19 -2　脑 DSA

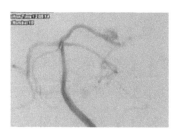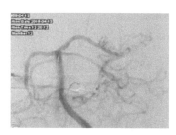
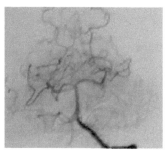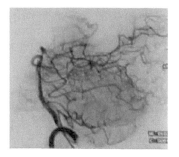

图 19 -3　术后 DSA 示动脉瘤不显影

病例分析

大脑后动脉动脉瘤在颅内动脉瘤中比较少见，占全部颅内动脉瘤的0.7%～2.3%，多见于青年人（外伤概率较高，颅内血管受伤概率相应增高）。一些特殊的病理学特征和特殊的临床表现使其与颅内其他部位的动脉瘤有明显区别。

文献报道大脑后动脉动脉瘤多位于大脑后动脉近端，其中假性、夹层动脉瘤较其他部位更多见，外伤性及血流相关性动脉瘤高于其他部位动脉瘤。尽管文献报道有明确头部外伤史的大脑后动脉动脉瘤病例并不多，可能部分病例存在隐匿的外伤史。这与颅脑外伤后大脑前动脉邻近大脑镰部位发生假性动脉瘤的机制是一样的。

大脑后动脉从基底动脉末端发出，自脚间池向外，环绕大脑脚转向上至中脑外侧，绕中脑行走到小脑幕游离缘的后缘，沿颞叶钩回内侧和胼胝体压部之间向后走行于小脑幕上方，分出枕支和颞支，大脑后动脉不仅供应颞叶、枕叶、距状裂的皮质，也供应脑干和丘脑区域，在到达距状裂前延续为两大终末支，即距状裂支和顶枕支。大脑后动脉自幕下经小脑幕缘旁进入幕上，离小脑幕缘最近，提示大脑后动脉动脉瘤，尤其是假性动脉瘤与颅脑外伤后大脑后动脉与小脑幕的碰撞可能有关，锐利的硬脑膜缘引起血管的拉伸、卡压或收缩而导致血管壁的损伤，大脑后动脉共分4段：大脑后动脉起点到后交通动脉之间为P1段，该段主要分支包括丘脑穿动脉和供应脑干的长短旋动脉，偶尔也有脉络膜后动脉由此发出，该支发出支重要，治疗中应尽量保持血管通畅；从后交通动脉到中脑后缘之间的一段称为P2段，该段又可被大脑脚后缘基本平分成相等的P2前段和P2后段，该段分支主要供应海马、大脑脚的血管和脉络膜后内侧动脉，这些分支多从 P2 前段发出；从中脑后缘继续向后行走在四叠体池内的一段为 P3 段；距状沟内的终末支为 P4 段。大脑后动脉血流主要供应枕叶，病变时多表现为视觉障碍，可有双侧同向性偏盲、皮质性失明、视物模糊或不同程度视力下降。在前后脉络膜动脉之间，脉络膜前动脉和大脑后动脉之间，大脑前动脉的胼胝体周围动脉和大脑后动脉的胼胝体压部动脉之间，大脑前、中动脉的皮质支与大脑后动脉之间都存在广泛的侧支吻合。

　　对于 P1 段及 P1-P2 交界处的动脉瘤治疗，由于该段发出较多重要分支，若闭塞将发生严重的并发症，因此栓塞动脉瘤并保持载瘤动脉通畅是主要目标。P2 段远端大脑后动脉胚胎发育较晚，由来自后交通动脉远端供给胎儿中脑和间脑尾端的几个胚胎血管融合而成。该部位动脉瘤以夹层和假性动脉瘤为主，单纯栓塞复发率高，闭塞动脉瘤和载瘤动脉是治疗 P2 段及 P2 段后动脉瘤的有效手段。虽然大脑后动脉远端分支与前循环有较多侧支循环建立，也使载瘤动脉闭塞变得可以耐受，但仍应注意缺血并发症的发生。

专家点评

　　大脑后动脉动脉瘤的位置深在，周边结构重要、复杂，开颅手术治疗难度及风险均较大。位于大脑后动脉起始部的动脉瘤，可以选择翼点入路和颞下入路。翼点入路可以早期控制和分离基底动脉、后交通动脉和 P1 段起始部，能清楚看到对侧大脑后动脉并可以暂时夹闭；而颞下入路的优点是可以暴露那些从大脑后动脉后段发出的丘脑穿支、大脑脚穿支等重要血管。P2 段动脉瘤由于靠近大脑脚，手术入路较困难，多采取经翼点入路和颞下入路，或联合颞下、翼点入路，当以颞下入路切开时，为了改善暴露和减少颞叶

笔记

脑组织牵拉，必须要清除一小部分海马旁回组织，如果牵拉厉害，可能引起术后脑组织肿胀而导致优势语言半球的一些特定症状，因此大脑后动脉动脉瘤介入治疗是一种比较好的选择。该病例选择了单纯栓塞治疗，但仍要复查，以便早期发现动脉瘤复发。

参考文献

1. SALEHI M G, GHANAATI H, ABEDINI M, et al. Traunatic dissecting posterior cerebral artery aneurysm: a case report and review of the literature. Neuroradiol J, 2012, 25 (5): 563 – 568.

2. CICERI E F, KLUCZNIK R P, GROSSMAN R G, et al. Anerrysms of the posterior cerebral artery: classification and endovascular trertment. AJNR Am J Neuroradiol, 2001, 22 (1): 27 – 34.

3. HUANG Q, LIU J, ZHAO R, et al. The safety and efficacy of stenting in the treatment of complex posterior cerebral artery aneurysms: a seven-case report and literature review. Clin Neuroradiol, 2013, 23 (3): 175 – 187.

4. PITA LOBO P, CAMPOS J, NETO L, et al. Posterior cerebral artery dissecting aneurysm: another cause of perimesencephalic pattern of subarachnoid haemorrhage. J Neurol Neurosurg Psychiatry, 2011, 82 (5): 584 – 585.

5. 中华医学会神经外科学分会神经介入学组. 颅内动脉瘤血管内介入治疗中国专家共识 (2013). 中华医学杂志, 2013, 93 (39): 3093 – 3103.

（郭晋辉）

020
大脑中动脉动脉瘤

病历摘要

患者，女，57岁。主因突发剧烈头痛12小时急诊入院。

入院检查：意识蒙眬，胡言乱语，颈抵抗阳性，Hunt-Hess分级Ⅲ级，双侧瞳孔等大等圆，对光反射灵敏，四肢肌力Ⅳ级，双侧病例征阴性。头颅CT提示蛛网膜下腔出血，出血主要位于左侧外侧裂区域（图20-1）。全脑DSA检查结果显示左侧大脑中动脉动脉瘤，瘤体形态不规则，瘤颈宽，可见子瘤（图20-2）。

经充分术前准备后，全麻下行左侧翼点入路大脑中动脉动脉瘤夹闭术（图20-3），术中见瘤体体积较大，形态不规则，可见子瘤及出血帽，瘤体与载瘤血管远端粘连（图20-4）。充分暴露载瘤血管及周围分支，临时阻断近端后，采用4枚动脉瘤夹组合夹闭

笔记

瘤体（图20-5），仔细检查动脉瘤未见残留，载瘤血管通畅，穿刺瘤体，无活动性出血。然后行荧光造影检查（图20-6），进一步确定，血管通畅，夹闭满意。术后恢复顺利，复查头颅 CT，未见颅内梗死病灶（图20-7），DSA 检查，动脉瘤夹闭理想，远端血流通畅（图20-8）。2 周后痊愈出院。

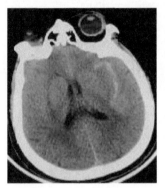
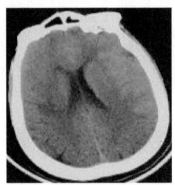

图20-1　头颅 CT

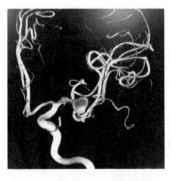
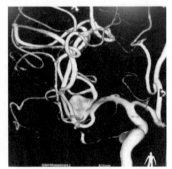

图20-2　全脑 DSA

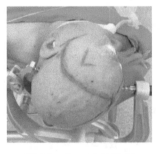
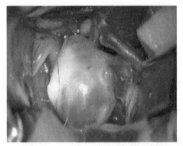

图20-3　手术切口　　　图20-4　术中所见动脉瘤，
　　　　　　　　　　　　　　　　　可见出血帽

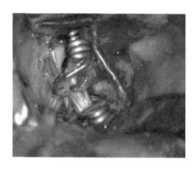

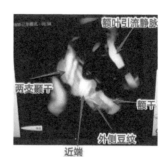

图 20 -5　动脉瘤夹闭术后切口瘤　图 20 -6　术中荧光造影显
　　　　　体，无出血　　　　　　　　　　　示载瘤血管通畅

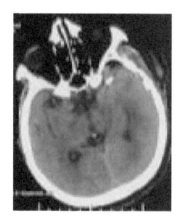

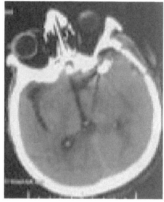

图 20 -7　术后头颅 CT

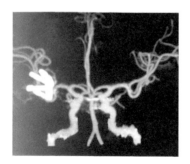

图 20 -8　术后复查 DSA

病例分析

　　患者突发起病，表现为剧烈头痛、意识障碍、颈抵抗阳性，四

肢活动尚可,符合动脉瘤性蛛网膜下腔出血的发病特征。头颅 CT 检查进一步证实蛛网膜下腔出血,出血主要集中在左侧裂区域,FISHER 分级为 2 级,高度怀疑左侧大脑中动脉动脉瘤破裂出血可能,于是行急诊全脑 DSA 检查,证实左侧大脑中动脉动脉瘤。

动脉瘤的治疗,目前既可以选择介入栓塞术,也可以选择开颅动脉瘤夹闭术。但是对于前循环动脉瘤,尤其是大脑中动脉动脉瘤,更倾向于开颅动脉瘤夹闭术。与患者家属沟通后,考虑到再出血风险,故在急诊全麻下行左侧翼点入路开颅动脉瘤夹闭术。动脉瘤瘤体大、瘤颈宽,术中用多枚动脉瘤夹组合夹闭,夹闭瘤颈,载瘤血管塑形,保持远近端血管通畅。术中荧光造影和术后 DSA 均证实夹闭理想,术后患者未发生缺血事件。

🔲 专家点评

动脉瘤的开颅夹闭术和弹簧圈栓塞术已广泛应用于颅内破裂动脉瘤的治疗。自从 2002 年国际蛛网膜下腔动脉瘤试验(international subarachnoid aneurysm trial,ISAT)的研究结果发表之后,弹簧圈栓塞术迅速成为主流治疗手段。但是此研究主要对象是位于前循环的小动脉瘤,而且大多数患者的临床状况较好,因此 ISAT 试验的重复性差,不适宜应用于所有颅内破裂动脉瘤患者。但是 2015 年 Barrow 破裂动脉瘤研究(Barrow ruptured aneurysm trial,BRAT)临床试验与 ISAT 试验的结果有所不同。BRAT 临床试验指出,前循环动脉瘤的开颅夹闭术与弹簧圈栓塞治疗之间均无显著性差异;对于后循环动脉瘤,弹簧圈栓塞治疗具有显著的优势。与弹簧圈栓塞治疗相比,动脉瘤夹闭术的动脉瘤消失率更高,再次治疗率更低。相关研究表明,开颅动脉瘤夹闭术在前循环动脉瘤的治疗中具有一定的优势，尤其是对于合并颅内血肿的大脑中动脉瘤，手术不仅能清除血肿，而且还能很好地治愈动脉瘤。然而对于巨大复杂的大脑中动脉瘤，由于部分载瘤血管瘤化，有时豆纹动脉从动脉瘤体上发出，无论介入栓塞，还是开颅夹闭都面临很大困难，往往需要配合颅内外搭桥技术才能取得良好的治疗效果。本例虽然瘤体较大，瘤颈较宽，部分载瘤血管动脉瘤化，但外侧豆纹动脉从载瘤血管上发出，而且与动脉瘤体无粘连，经过多枚动脉瘤夹塑形后，既可以完全夹闭动脉瘤颈，又可重建载瘤血管。取得良好的结果。

参考文献

1. 张力，王汉东，潘云曦，等. 大脑中动脉动脉瘤的显微手术夹闭治疗. 中国微侵袭神经外科杂志，2019，24（1）：1 – 4.

2. 鲍遇海. 解读国际动脉瘤性蛛网膜下腔出血试验文献及动脉瘤栓塞现状. 中国脑血管病杂志，2007，4（8）：337 – 338.

3. 耿保伟，邓超，田劲，等. 血管内介入术与开颅夹闭术治疗脑动脉瘤的疗效分析. 血管与腔内血管外科杂志，2019，5（4）：334 – 336.

（陈来照）

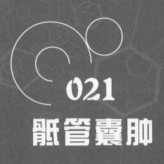

021
骶管囊肿

病历摘要

患者，女，20 岁。2018 年 6 月初出现腰骶部疼痛，为胀痛，呈间断性，久坐、站立、弯腰时疼痛明显，休息后缓解，行腰椎 MRI 检查示腰 2~3 椎间盘变性并脱出，骶管囊肿。

入院检查：神志清楚，言语流利，双侧瞳孔等大等圆，直径约 3 mm，对光反射灵敏，四肢肌力 5 级，肌张力正常，双侧巴氏征阴性。辅助检查：腰椎 MRI 示骶 2~3 水平可见长 T_2 囊性占位病灶，相应部位骨质显著受压（图 21-1）。

入院后经各项术前准备工作后，在全麻下行骶管囊肿漏口缝扎术。术中见硬膜囊向骶管内延伸达骶 4 水平，骶 2~3 之间形成分隔，分隔不完整，偏右侧有直径约 3 mm 的类圆形缺口，蛛网膜通过此硬膜缺口向下膨出，扩大形成骶管内硬膜下蛛网膜囊肿，囊内未见神经穿行，囊肿的腹侧可见骶尾部神经根（图 21-2）。5-0 丝线缝扎瘘口，检查无脑脊液渗漏。水密缝合硬膜。手术顺利，术后患者腰骶部疼痛症状明显缓解。术后诊断：骶管囊肿（Ⅲ型）。术后复查 MRI 提示骶管囊肿完全消失（图 21-3）。

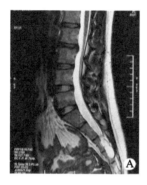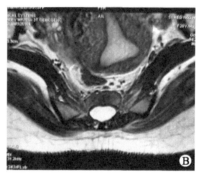

图 21-1　腰椎 MRI 示骶 2～3 水平囊性占位，骶骨受压变薄

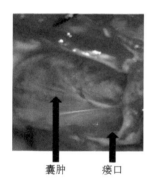

囊肿　　瘘口

图 21-2　术中：骶管内可见扩大的蛛网膜囊肿，通过瘘口与腰大池相通，囊肿的腹侧可见骶尾部神经根

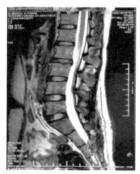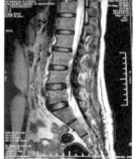

图 21-3　腰椎 MRI 示术后改变

病例分析

　　骶管囊肿又名 Tarlov 囊肿，是由 Tarlov 在 1938 年偶然发现并首次描述的一种脊柱脊髓疾病。这种疾病多发生于神经根周围，是后

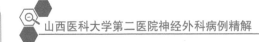

方脊神经根与背根神经节连接处神经内膜与束膜之间脑脊液的聚集，其典型的临床表现包括腰背部疼痛，下肢放射痛，直肠、膀胱功能障碍，下肢无力和性功能障碍。骶管囊肿目前没有明确定义，但均有以下共同点：①囊肿发生于腰骶部一侧或双侧相关神经根的周围；②囊肿的囊壁表面或囊腔内有神经根纤维的存在；③影像学检查、术中肉眼观察多可见囊肿与蛛网膜下腔有潜在交通；④囊壁组织病理学检查发现神经纤维存在的证据；⑤囊肿进展可引起腰骶部疼痛、周围骶骨骨质破坏及神经根受压的相关症状。

骶管囊肿的发病机制尚有争论，但大多数学者认为是一种硬脊膜的先天性缺陷，在腹压增加或动脉搏动时，脑脊液的流体静压增高，使脑脊液通过蛛网膜的薄弱处逐渐流入先天性缺陷的憩室内形成，这一薄弱处即形成了交通孔。在骶神经根鞘与硬脊膜的延续处，蛛网膜较薄弱，易形成交通孔，骶管囊肿多在此处形成。

目前对骶管囊肿的分型尚无统一标准，有学者将其分为 3 型：Ⅰ 型硬膜外脊膜囊肿不含脊神经纤维，此型可分为 2 个亚型，Ⅰ a 型为硬膜外蛛网膜囊肿，Ⅰ b 型为隐性骶管内脊膜膨出；Ⅱ 型硬膜外脊膜囊肿含有脊神经根纤维即 Tarlov 囊肿；Ⅲ 型硬膜内蛛网膜囊肿。

临床上大多数骶管囊肿患者无症状，症状发生率约占 1%，腰骶部及下腰背部疼痛往往是骶管囊肿患者首发症状，是本病最常见的临床表现，占所有引起腰痛症状疾病的 1%。如表现为坐骨神经痛，疼痛从下腰部向臀部、大腿后方、小腿外侧直到足部的放射痛，患者在喷嚏或咳嗽时由于脑脊液流体静压增加而使疼痛加重。患者还可表现为单侧或双下肢肌力感觉减弱、下肢麻木伴足部感觉减退、反射减弱、神经源性跛行、马尾综合征所致鞍区感觉异常及膀胱直肠功能障碍，如尿潴留、便秘、肛门坠胀感等。

腰骶部 MRI 检查是诊断骶管囊肿最常用的方法，其可清晰显示出囊肿的位置、大小及与周围邻近组织的解剖学关系，有助于制订诊疗计划，提供鉴别诊断依据。骶管囊肿在 MRI 上典型特征是病变界限清楚，分布于骶管内，与硬膜囊相连，囊内容物与脑脊液等信号。有时在囊壁或囊腔内可见神经根纤维。

有以下情况可考虑行手术治疗：①骶神经受压表现严重，明显影响生活，如腰骶部、臀部、下肢疼痛、会阴部疼痛、马尾神经刺激症状（鞍区感觉障碍、大小便障碍）、性功能障碍等；②MRI 显示长 T_1、长 T_2 且与脑脊液相同的信号囊及骶神经受压，骶骨受压破坏严重，有突破入盆腔风险；③囊肿体积进行性增大，临床症状或骶管破坏进行性加重；④严重的心肺肝肾等重要脏器功能障碍或严重的凝血功能障碍除外。

专家点评

椎管内脑脊液囊性占位统称脊膜囊肿，病变可以累及颈、胸、腰和骶各段，部分囊肿位于硬膜外（含有或不含有神经纤维），部分位于硬膜下，有时与蛛网膜下腔相同，有时为孤立囊肿。多数情况下无须处理，但是有症状、进行性增大的脊膜囊肿有必要手术治疗。如果囊肿位于骶管，称之为骶管囊肿，包含神经根者为 Tarlov 囊肿。偶然发现无症状的骶管囊肿可以观察，并不需要手术治疗。但是有些骶管囊肿合并有腰骶部或会阴部疼痛麻木、大小便异常等症状，影像学显示囊肿体积较大，骶骨受压变薄，囊肿呈进行性增大，对于这部分骶管囊肿，手术治疗可能缓解症状。骶管囊肿的手术要点是封闭瘘口、消除囊腔，手术的主要并发症是神经损伤与脑脊液漏。该患者手术证实为骶尾部的硬膜下蛛网膜囊肿（Ⅲ型），囊内不含神经根，马尾神经根位于后方的囊壁外。术后症状缓解，影像检查骶管囊肿消失。

参考文献

1. 张绍辉，尚爱加，高超，等. 成人症状性骶管囊肿的外科治疗. 中国临床神经外科杂志，2016, 21 (11)：676 – 678.

2. FEIGENBAUM F, BOONE K. Persistent genital arousal disorder caused by spinal meningeal cysts in the sacrum：successful neurosurgical Treatment. Obstet Gynecol, 2015, 126 (4)：839 – 843.

3. CANTORE G, BISTAZZONI S, ESPOSITO V, et al. Sacral Tarlov cyst：surgical treatment by clipping. World Neurosurg, 2013, 79 (2)：381 – 389.

4. SAJKO T, KOVAĆ D, KUDELIĆ N, et al. Symptomatic sacral perineurial (Tarlov) cysts. Coll Antropol, 2009, 33 (4)：1401 – 1403.

5. 宋朋杰，曹雪飞，周海宇. 骶管囊肿的诊治进展. 医学综述，2016, 22 (16)：3186 – 3190.

6. XU J, SUN Y, HUANG X, et al. Management of symptomatic sacral perineural cysts. PLoS One, 2012, 7 (6)：e39958.

7. 刘彬，王振宇，谢京城，等. 显微手术治疗骶管囊肿 43 例临床分析. 中国微创外科杂志，2017, 17 (12)：1104 – 1108.

8. 尚爱加，张远征，乔广宇，等. 显微手术治疗骶管 Tarlov 囊肿. 临床神经外科杂志，2012, 9 (3)：143 – 145.

（赵文博）

022
脑出血术后反常脑疝

病历摘要

患者，男，62岁。主因突发右侧肢体偏瘫伴意识障碍6小时，急诊入院。患者既往吸烟酗酒，血压高达220/110 mmHg。

入院检查：行CT检查提示左侧基底节区脑出血破入脑室（图22-1）。患者神志深昏迷，左侧瞳孔直径4.0 mm，右侧瞳孔直径2.0 mm，对光反射消失。格拉斯哥昏迷评分（Glasgow coma scale, GCS）评分4分。

入院后急诊行开颅血肿清除术+去骨瓣减压术。术后第2日复查头颅CT示血肿清除满意。患者持续昏迷，GCS评分4分，双侧瞳孔等大等圆，直径2.5 mm，光反应迟钝。给予气管切开，呼吸机辅助通气（SIMV模式），抗感染补液对症处理。术后第4日

笔记

清晨 7 点查房，患者突发左侧瞳孔扩大至 4.5 mm，右侧瞳孔直径 3.5 mm，对光反射再次消失。急查头颅 CT 发现患者去骨瓣处疑似硬膜外血肿，大脑半球中线明显移位，脑疝形成（图 22 - 2）。与家属积极沟通，决定行二次开颅血肿切除术。

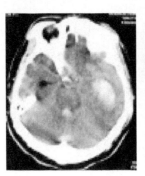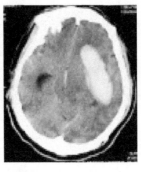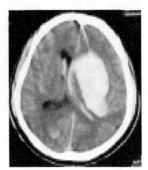

图 22 - 1　术前 CT

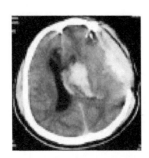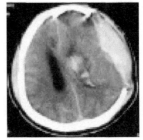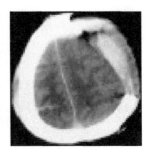

图 22 - 2　二次手术术前 CT

二次术中发现少量硬膜外血肿，CT 影像显示的梭形高密度影主要为弥漫肿胀的颞肌，给予肿胀颞肌切除，基底节区残余血肿清除，切除部分颞极，终板造瘘，冲洗术区无出血后，减张缝合硬膜，逐层关颅。术后复查头颅 CT 示血肿清除满意，中线移位未复原（图 22 - 3）。刺痛肢体强直，双侧瞳孔对光反射消失，考虑反常性脑疝，给予患者头低脚高位（图 22 - 4）。补充白蛋白提高血浆胶体渗透压，使用等张晶体液积极补液。

笔记

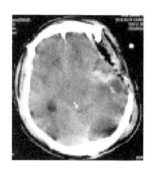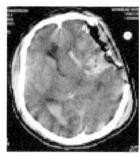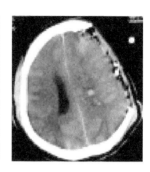

图 22 – 3　二次手术术后复查 CT

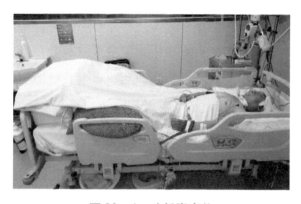

图 22 – 4　头低脚高位

治疗后，患者左侧瞳孔大小逐渐恢复正常，对光反射改善，刺痛可定位。之后患者出现肺部感染，痰培养提示铜绿假单胞杆菌，药敏检测提示美罗培南敏感，给予美罗培南抗感染，高频率翻身拍背吸痰，肺部感染控制有效。后患者意识逐渐恢复正常，左侧肢体肌力Ⅳ级，右侧肢体肌力Ⅱ级，转入康复病房治疗。

病例分析

创伤性脑损伤导致顽固性颅高压、硬膜下血肿、蛛网膜下腔出血，血管痉挛导致脑肿胀、高血压脑出血、颅内静脉血栓和脑卒中都会引起难以控制的颅压升高，去骨瓣减压术是急救的常用措施。

一旦骨瓣去掉，头颅就由"封闭"的颅腔，变为"开放"，肿胀的脑组织由骨质缺损处疝出，颅内压迅速下降，中线结构的占位效应改善。但是去骨瓣后大气压力强加至缺损患者头颅上，压力相当于 1 033 cmH$_2$O。1968 年 Langfitt 发现脑脊液压力在去骨瓣减压术后升高，而在颅骨成型术后恢复正常，他认为这种压力的变化归咎于大气压对颅内容物的压力转移。

去骨瓣后，脑脊液压力发生动态变化，或早或晚会发生脑积水。大多数患者会发生同侧硬膜下和帽状腱膜下液体积聚，对侧也常有硬膜下渗出。帽状腱膜下液体积聚会导致脑外填塞，产生张力性皮瓣、影像学占位效应，神经功能恶化，帽状腱膜下引流后神经功能状态改善。另外，手术行硬膜修补术可以避免做侧脑室外引流。帽状腱膜腹腔分流也是一种选择。

环锯综合征常为迟发的并发症。1939 年 Grant 等描述了去骨瓣减压术后患者发生头痛、头晕、神志改变和癫痫等综合征，定义为"环锯综合征"。部分患者，升高头部症状会加重。这些患者应该给予颅骨修补，因为部分患者给予颅骨成型术后神经功能会改善。

去骨瓣减压术不常见的中脑疝综合征，命名为反常性脑疝。大气压"不可视"的占位效应和脑内容物导致这种疝综合征。行脑脊液引流的患者，如脑室外引流、脑室腹腔分流或腰穿后，更易诱发这种症状，这种情况代表颅内处于低压力状态。发生的症状有局部神经功能缺失、脑干释放体征、自主神经功能不稳定、意识水平的改变和瞳孔变化。反常性脑疝需要神经重症紧急处理。传统处理疝的方法为甘露醇、脑脊液引流和过度通气来减少脑内容物降颅压，但这些处理方法会加剧反常性脑疝，因为更低的颅压会增加骨瓣缺损处的压力梯度，增加脑的抽吸力度。所以，治疗"反常"的策略应该是增加颅内压对抗大气压的外在力量和疝。特殊处理步骤为：

笔记

Trendelenberg体位（头低脚高位）、补液、夹闭脑脊液引流和停止高渗引流。

　　无论是脑外填塞还是皮瓣陷入综合征，确定的处理措施常常为颅骨成形术，变"开放"为"封闭"。部分研究显示半球颅骨切除术患者颅骨缺损重建后局灶性神经功能缺损症状改善。基于当下的CT灌注研究发现，颅骨成型术后脑血管灌注可改善。

专家点评

　　反常性脑疝是脑损伤去骨瓣减压术后并不常见的并发症，通常伴有腰穿或腰大池引流等诱发因素，致使颅内外压力梯度增加，脑组织负性抽吸作用加剧，从小脑幕切迹或枕骨大孔疝入，致使神经功能障碍，严重者脑干功能失调。处理的方案主要是补液和头低脚高体位，增加颅内压，使脑组织与"疝"向反方向移动。临床工作中要与正常的高颅压"疝"进行鉴别，避免误诊误治。本例患者二次开颅术后，中线结构偏移较前更加严重，而且未向颅骨缺损方向移位，诊断考虑反常性脑疝，经积极处理，预后显著改善，极具教学意义。

参考文献

1. AKINS P T, GUPPY K H. Sinking skin flaps, paradoxical herniation, and external brain tamponade: a review of decompressive craniectomy management. Neurocrit Care, 2008, 9 (2): 269 – 276.

（冯富强）

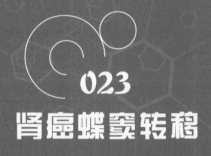

023
肾癌蝶窦转移

病历摘要

患者，男，56岁。因双眼视力减退2月余入院。患者于2018年1月出现双眼视力减退，右眼为主，表现为视物模糊、重影，伴畏光、流泪、头晕、右侧上睑上抬受限、右眼憋胀感，行头颅CT示蝶窦占位，鞍背、蝶骨平台及右侧蝶窦侧壁骨质显著破坏（图23-1）。

入院检查：神志清楚，言语流利，对答切题，双侧瞳孔等大等圆，直径约3 mm，对光反射灵敏，右侧睑下垂，右侧眼球略突出，左眼视力0.8，右眼视力0.6，四肢肌力V级，肌张力正常，双侧巴氏征阴性。行头颅MRI示蝶窦内异常信号影，约1.80 cm×2.69 cm×2.26 cm大小，边界清楚，等T_1信号，其内可见血管流空影，增强扫描显示肿瘤强化不均匀（图23-2，图23-3）。

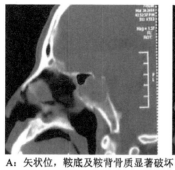
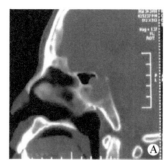

A：矢状位，鞍底及鞍背骨质显著破坏

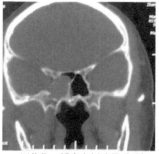
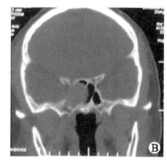

B：冠状位，蝶窦右侧壁骨质破坏

图 23 - 1　头颅 CT 示蝶窦占位

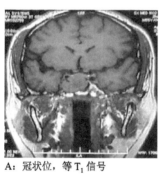
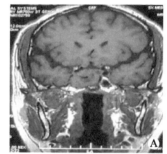

A：冠状位，等 T_1 信号

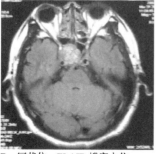
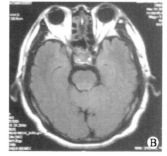

B：冠状位，FLAIR 蝶窦占位

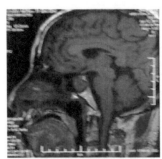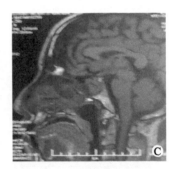

C：矢状位，等 T_1 信号

图 23 -2　头颅 MRI 检查示蝶窦占位，其内可见流空影

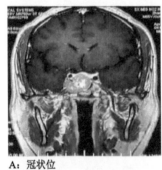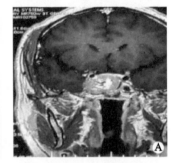

A：冠状位

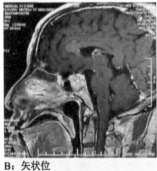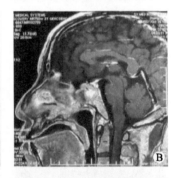

B：矢状位

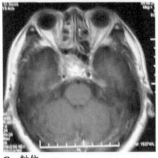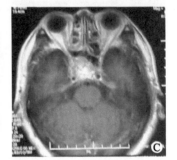

C：轴位

图 23 -3　头颅 MRI 增强扫描示肿瘤不规则强化影，其
内可见流空现象

笔记

术前诊断：蝶窦占位，纤维血管瘤可能。

行全脑 DSA 示肿瘤血供十分丰富，主要供血动脉为右侧面动脉分支及颌内动脉回返支，栓塞右侧面动脉分支，右侧颌内动脉多支供血，栓塞其中 3 支，栓塞术后肿瘤血供减少（图 23 - 4）。

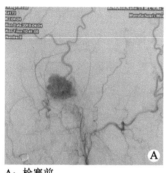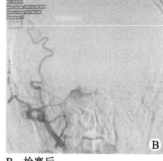

A：栓塞前   B：栓塞后

图 23 - 4   DSA 示肿瘤呈造影剂浓染，主要供血动脉为
右侧面动脉分支及颌内动脉回返支

全麻下行神经内镜蝶窦内肿瘤切除术，术中见肿瘤血运极其丰富，质地较韧，出血汹涌，只切除部分肿瘤后填塞止血。术后病理结果回报示蝶窦转移性肾细胞癌（图 23 - 5）。术后行腹部 CT 及 B 超检查示左肾占位、左肾上腺占位。患者术后一般情况好，视力略有改善。

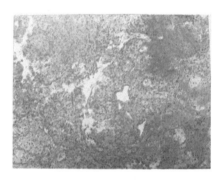

图 23 - 5   术后病理示转移性肾
细胞癌（HE，×100）

病例分析

肾实质癌是来源于肾小管上皮细胞的腺癌，其中透明细胞癌大约占 85%，另一部分是颗粒细胞癌和混合细胞癌。约 33% 的肾细

胞癌患者发生转移，常见转移灶包括肺、肝、骨、脑、肾上腺。少数病例可转移至鼻窦中的上颌窦及筛窦，肾癌的蝶窦转移癌鲜见报道。临床和影像表现与原发肿瘤非常相似，包括鼻塞、鼻出血、面部肿胀等，术前常被误诊为鼻腔鼻窦原发肿瘤，而原发灶却较隐匿。并且此类患者多被误诊为原发肿瘤行手术切除，经病理明确为鼻部转移癌后，再查找原发灶，使临床治疗策略较被动，影响治疗效果。

国外文献报道转移到鼻腔鼻窦最常见的原发恶性肿瘤是肾癌，其次为起源于支气管和乳腺的肿瘤等。肾癌易发生鼻腔鼻窦转移的机制尚不清楚，常通过体循环途径、Batson 静脉丛或胸导管的淋巴途径转移。

鼻腔鼻窦转移癌临床表现不典型，影像学也缺乏典型特点，与原发肿瘤鉴别有一定的困难。因此，当 50 岁以上患者以反复鼻出血就诊时，影像上表现为位于鼻窦、骨质破坏为主，以及有血供丰富的软组织肿块，对于无原发病史的患者，在考虑常见原发肿瘤的同时，应考虑到转移癌的可能，尤其加强肾癌筛查；对于有原发肿瘤病史的患者，不论原发肿瘤病史时间长短，均应把转移癌放到鉴别诊断的首要位置。

🏥 专家点评

鼻咽纤维血管瘤为鼻咽部一种良性肿瘤，男性青年多见，男女之比为 19∶1。瘤中含有丰富血管，容易出血。对颅底骨质的影响以骨质吸收和破坏为主。本例患者因视力下降行头颅影像检查，发现蝶窦占位病变，肿瘤对周围骨质破坏明显，血供丰富，术前曾考虑鼻咽部的纤维血管瘤，为了减少术中出血，术前给予主要供血动脉栓塞治疗。尽管如此，术中出血仍十分汹涌，加之肿瘤质地较韧，只能部分切除肿瘤，获取病理标本后，终止手术。术后病理证实为肾癌蝶窦转移。此后，行腹部 B 超和 CT 检查，发现左肾及肾上腺占位。肾癌最常见的转移部位为肺，其次为骨骼、肝及脑等。国外文献报道，转移到鼻腔鼻窦最常见的原发恶性肿瘤是肾癌。因此对于呈现恶性生长方式的蝶窦肿瘤，应当做全身检查，排除转移瘤的可能，尤其是肾脏恶性肿瘤的可能，以免造成治疗过程中的失误。

参考文献

1. 褚菁，韩桂燕，张伟，等. 转移性透明细胞性肾细胞癌 42 例临床病理分析. 临床与实验病理学杂志，2016（4）：384－387，391.

2. 张剑伟，张其昌，庄汉，等. 上颌窦内肾透明细胞癌转移 1 例报道. 山东大学耳鼻喉眼学报，2014（6）：96－97.

3. 刘丹青，叶树凤，童卫芳，等. 肾透明细胞癌鼻腔－鼻窦转移 1 例报告及文献复习. 吉林大学学报（医学版），2017，43（4）：829－831，861.

4. THOMAS J S, KABBINAVAR F. Metastatic clear cell renal cell carcinoma：a review of current therapies and novel immunotherapies. Crit Rev Oncol Hematol，2015，96（3）：527－533.

5. 靖婷婷，李培华. 3 次手术治疗肾癌额窦转移 1 例并文献复习. 临床与病理杂志，2018，38（3）：675－679.

6. MORVAN JB, VEYRIèRES J B, MIMOUNI O，et al. Clear-cell renal carcinoma metastasis to the base of the tongue and sphenoid sinus：two very rare atypical ENT locations. Eur Ann Otorhinolaryngol Head Neck Dis，2011，128（2）：91－94.

7. DUQUE-FISHER C S, CASIANO R, VéLEZ-HOYOS A，et al. Metastasis to the sinonasal region. Acta Otorrinolaringol Esp，2009，60（6）：428－431.

8. SIMO R, SYKES A J, HARGREAVES S P，et al. Metastatic renal cell carcinoma to the nose and paranasal sinuses. Head Neck，2000，22（7）：722－727.

（赵文博）

024 脊髓栓系综合征

病历摘要

患者，男，13 岁。因腰背部疼痛伴有双下肢无力 1.5 个月入院。患者 1.5 个月前无诱因出现腰背部疼痛伴有双下肢无力及感觉异常，行营养神经对症治疗，病情无缓解，大便便秘，排尿无力。

入院检查：神志清楚，言语流利。双上肢肌力 V 级，左下肢肌力 IV 级，右下肢肌力 IV 级，双足背伸不能。肌张力正常。双下肢痛觉减退。双侧巴氏征未引出。行胸椎、腰椎 MRI 示脊髓栓系，脊髓空洞（胸 8 ~ 骶 2），骶管囊肿（骶 3 ~ 4）（图 24 - 1 ~ 图 24 - 3）。

笔记

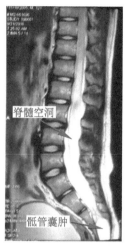
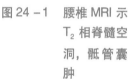
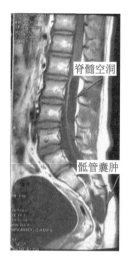
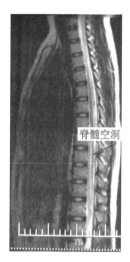

图 24－1　腰椎 MRI 示 T₂ 相脊髓空洞，骶管囊肿　图 24－2　腰椎 MRI 示 T₁ 相脊髓空洞，骶管囊肿　图 24－3　胸椎 MRI 示脊髓空洞

入院诊断：脊髓栓系，脊髓空洞，骶管囊肿。

入院后经各项术前检查后，在全麻下行终丝切断术、骶管囊肿切除术、脊髓空洞－蛛网膜下腔分流术。术中见骶 3 水平骶管囊肿，切开囊肿见内壁光滑，内为无色透亮液体，无脑脊液漏。分离切除大部分囊壁，少部分囊壁与腹侧组织粘连紧密无法分离切除，以吸收性明胶海绵填塞残腔后缝合囊壁防止脑脊液漏。切开骶 1～2 硬膜确认终丝后在靠近硬膜处离断终丝，沿终丝向上观察，于骶 1～2 交界处终丝呈半透明样薄壁囊肿，切开囊壁见无色透亮液体流出，终丝塌陷，探查终丝囊肿深约 8 cm，取 5 cm 长，直径约 3 mm 的分流管，经终丝造瘘口置入，置入深度约 3 cm，并将其缝线固定于终丝。术后病情好转，双下肢肌力 V－级，双足可背伸，双下肢感觉改善，大小便功能改善。术后复查腰椎 MRI（图 24－4，图 24－5）。

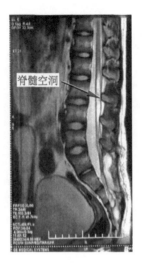
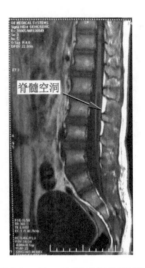

图 24 – 4　腰椎 MRI 示 T_2 脊髓空洞明显减小，骶管囊肿消失　　图 24 – 5　腰椎 MRI 示 T_1 脊髓空洞明显减小，骶管囊肿消失

病例分析

　　脊髓空洞症是一种缓慢发展的脊髓病变，病理表现为脊髓内有空洞形成。脊髓空洞大多发生于颈段，也可向上、下发展至延髓、胸段，腰段少见，分为交通性和非交通性脊髓空洞症。典型特点为进展缓慢的节段性分离性感觉减退，即痛温觉丧失、本体感觉和轻触觉存在，也可发生运动功能障碍。脊髓空洞症临床表现取决于脊髓病变发生的节段、范围。前角损伤出现肌力减弱、肌肉萎缩、肌束颤动，后角和脊髓前联合受累出现痛温觉丧失，呈节段性。而触觉、深感觉正常或相对正常。颅神经也可受累。脊髓空洞症诊断目前主要通过核磁检查，可显示空洞的部位、形态、长度、范围、空洞内有无分隔及伴发的病变。对于非交通性脊髓空洞症，采用手术去除粘连、扩大成形修补硬膜、空洞 – 蛛网膜下腔分流术，但手术

笔记

效果仍需进一步临床研究确定。对于交通性脊髓空洞症，采用枕下颅骨减压和（或）后颅窝重建。约 80% 患者出现神经功能改善或病情不再加重。由 Chiari 畸形引起的脊髓空洞除行枕下颅骨切除减压术、颅后窝容积扩大术外，可同时行脊髓空洞分流术或减压后病情无改善再行分流术。

脊髓栓系综合征（tethered spinal cord syndrome，TCS）是由于各种原因导致脊髓受牵拉，产生一系列神经功能障碍、畸形的综合征。诊断本病需具备腰骶部、尾部、会阴部疼痛，鞍区感觉减退，单侧或双侧下肢无力，足部及脊柱侧凸畸形，膀胱直肠功能障碍等表现。MRI 是诊断本病的主要影像学依据，需要行脑及全脊柱 MRI 检查，特点为低位圆锥、圆锥形态变细、脊膜膨出等先天性脊髓畸形、脊髓肿瘤等。治疗方法为终丝切断，松解脊髓，重建脊膜蛛网膜下腔。同时治疗脊膜缺损、膨出，切除肿瘤等。有症状的 TCS 为绝对适应证，无症状的 TCS 需随访，如出现神经功能恶化需尽早手术。相关文献报道部分患者疼痛等症状改善，但有栓系复发的情况。

✚ 专家点评

1. 该患者影像表现为脊髓栓系，圆锥低位，脊髓空洞，骶管囊肿。临床症状有双下肢肌力下降、痛觉减退、腰背疼痛、膀胱充盈。临床表现是腰骶部综合病变的结果。通过骶管囊肿切除、栓系松解以及空洞分流术等处理，术后病情明显改善，手术效果良好。

2. 对于此类疾病，早诊断、早治疗能有效阻止神经系统的损伤，改善病情，提高生活质量。

参考文献

1. 赵继宗. 神经外科学. 北京：人民卫生出版社, 2008.

2. LEE T T, ALAMEDA G J, CAMILO E, et al. Surgical treatment of post-traumatic myelopathy associated with syringomyelia. Spine（Phila Pa 1976）, 2001, 26（24 Suppl）：S119-S127.

3. SAKAMOTO H, NISHIKAWA M, HAKUBA A, et al. Expansive suboccipital cranioplasty for the treatment of syringomyelia associated with Chiari malformation. Acta Neurochir（Wien）, 1999, 141（9）：949 – 960.

4. BEJJANI G K, COCKERHAM K P, ROTHFUS W E, et al. Treatment of failed adult chiari malformation decompression with CSF drainage：observations in six patients. Acta Neurochir（Wien）, 2003, 145（2）：107 – 116.

5. Reigel D. Tethered spinal cord. Concepts Pediatr Neurosurg, 1983, 4：142 – 150.

（郭常青）

025
左颈动脉狭窄合并左锁骨下动脉狭窄

📋 **病历摘要**

患者，男，76 岁。间断头晕 2 月余，症状间断发作，休息后可缓解。在当地医院行颈部血管彩超示右侧颈内动脉入口处狭窄，头颅 MRI 示双侧基底节区及放射冠区多发缺血灶（图 25 -1）。

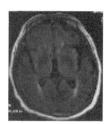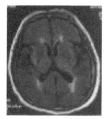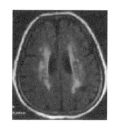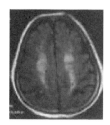

图 25 -1 头颅 MRI

笔记

入院后行脑 DSA 示双侧颈内动脉开口处狭窄，左侧锁骨下动脉狭窄（图 25 - 2）。给予阿司匹林、氯吡格雷抗血小板治疗，以及阿托伐他汀调血脂治疗。后行左侧锁骨下动脉支架成形术（图 25 - 3），术后 1 个月再次行左侧颈内动脉支架成形术（图 25 - 4）。患者手术后病情平稳，继续观察病情变化，嘱 6 个月后复查脑 DSA 决定是否行右侧颈动脉支架成形术。

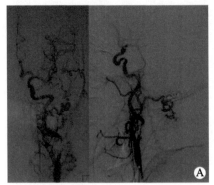
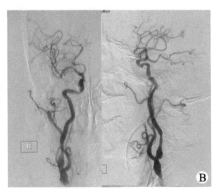

A：左侧颈总动脉　　　　　　　B：右侧颈总动脉

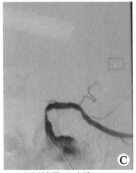
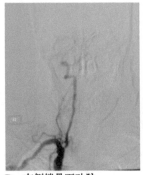
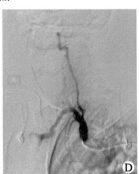

C：左侧锁骨下动脉　　　D：右侧锁骨下动脉

图 25 - 2　脑 DSA 示双侧颈内动脉起始部重度狭窄，左侧颈内动脉呈线样改变，左侧椎动脉不显影

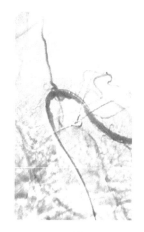

图 25 - 3　左侧锁骨下动脉支架
成形术后可见左侧椎
动脉显影

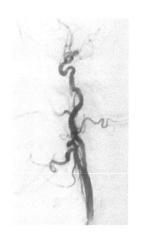

图 25 - 4　左侧颈内动脉支架成
形术后可见左侧颈内
动脉血流通畅

病例分析

颈内动脉颅外段狭窄是导致脑梗死的主要原因之一。造成动脉
狭窄的主要原因是动脉粥样硬化，少见的有动脉夹层形成、动脉
炎、肌纤维发育不良、放射损伤等。累及部位大多位于颈内动脉起
始段、岩段、海绵窦段，以起始段狭窄最多。对于颈内动脉起始段
狭窄，可以采用外科手段行内膜剥脱，约15%的卒中由主动脉弓上
血管，特别是颈总动脉分叉部的粥样硬化引起，在随机试验中，颈
动脉内膜剥脱术在降低症状性和无症状性颈动脉狭窄患者卒中危险
方面的益处已经显现。但是如果狭窄位置较高且高度狭窄的病变需
要行分流管置入术，增加了手术的风险和难度，特别是因技术性、
身体结构性、冠状动脉疾病、心脏衰竭等潜在问题，患者无法承受
如此大的手术，颈动脉支架技术就成为了除手术以外的一个切实可
行的选择。随着血管内技术的发展，血管内支架成形术已经成为治
疗颈内动脉狭窄的主要方法之一，1980 年 Kerber 和 Mullen 首次用

笔记

球囊扩张主动脉弓以上血管取得成功。1989—1990 年 Mathias 等首先使用 Wallsten 支架行颈动脉支架术，Theron 首先使用 Streker 支架，1993 年 Diethrich 等首先使用 Palmlz 支架行颈动脉支架术。由于支架术的应用，使颈动脉成型技术在安全性、有效性方面大大提高，对于颈动脉支架血管内成形术最大的风险是斑块的脱落造成远端颅内血管的闭塞，而这一风险由于保护装置的发明而明显降低，远期再狭窄也是支架术后人们普遍关心的问题，但是颈动脉支架术后远期随访的效果令人鼓舞，2 年内再狭窄率在 5% 以下。

基于颈动脉血运重建术与支架试验（carotid revascularization endarterectomy versus stenting trial，CREST）结果，目前推荐一般或低并发症风险的有症状患者，即血管造影记录到狭窄程度大于 50% 或无创成像记录到狭窄程度大于 70% 的患者，将颈动脉支架成型视为颈动脉内膜剥脱之外的另一备选治疗方法，这类患者的围手术期预期卒中或死亡率小于 6%，围手术期低风险的无症状患者，即颈动脉狭窄度大于 70% 的患者，建议接受颈动脉内膜剥脱，而当患者颈部结构不利于接受颈动脉内膜剥脱时建议接受颈动脉支架成型，2011 年 1 月美国食品药品监督管理局（Food and Drug Administration，FDA）的循环系统装置专家组投票通过了将 RX Acculink 颈动脉支架系统的适应证扩充至具有一般外科手术并发症风险的患者，理由是颈动脉支架成型对这部分患者带来的益处大于风险。以此为基础，颈动脉支架成型将成为一般风险患者的一项选择，这部分患者包括造影显示狭窄度大于 50% 的有症状患者及狭窄度大于 60% 的无症状患者。

专家点评

在治疗一般至高风险患者时，颈动脉血管成形术和支架术被视为"等同于"颈动脉内膜剥脱术，而在实际临床中，两种方法互为补充，在同一中心同时应用两种治疗方法会使患者的治疗效果优化，针对一般或低风险病患的颈动脉支架成形所产生的风险可以接受，而且对于症状性狭窄以及经过筛选的非症状性狭窄患者而言，可作为颈动脉内膜剥脱之外的另一选择。该患者多处脑供血血管颅外段狭窄，若一次置入多个支架，将会导致颅内供血在短时间内突然大量增加，会出现过度灌注，甚至颅内出血，因此该患者采用分次置入支架，并且术后给予控制血压，患者效果良好。

参考文献

1. 凌锋. 介入神经放射学. 北京：人民卫生出版社, 1991.

2. BALLOTA E, DA GIAU G, BARACCHINI C, et al. Carotid angioplasty and stenting in high-risk patients with severe symptomatic carotid stenosis. Stroke, 2003, 34 (4)：834 – 835.

3. SPENCE D, ELIASZIW M. Endarterectomy or angioplasty for treatment of carotid stenosis. Lancet, 2001, 357 (9270)：1722 – 1723.

4. COHEN J E, LYLYK P, FERRARIO A, et al. Carotid stent angioplasty：the role of cerebral protection devices. Neurol Res, 2003, 25 (2)：162 – 168.

5. BROTT T G. Angioplasty and stenting should be performted only in the setting of a clinical trial. Stroke, 2002, 33 (10)：2519 – 2520.

（郭晋辉）

026 高血压脑出血立体定向穿刺引流术

病历摘要

患者，男，67岁。急性起病，主因突发意识欠清伴左侧肢体活动不灵10小时入院。患者10小时前无明显诱因突发意识欠清伴左侧肢体活动不灵，间断恶心、呕吐，路人发现后拨打"120"，由救护车送入我院。行头部CT检查后考虑右侧基底节区脑出血，神经内科积极保守治疗。2小时前复查头部CT示出血较前有所增加（图26-1A）。与家属沟通后进行手术治疗，急诊以急性脑血管病、右侧基底节区脑出血收入院。

既往史：高血压病史8年，最高180/100 mmHg，口服药物控制血压，血压控制尚可。否认糖尿病、心脏病等病史。

入院检查：血压193/119 mmHg，神志嗜睡，查体欠合作，双

笔记

164

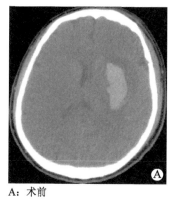 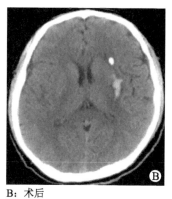

A：术前　　　　　　　　　B：术后

图 26 - 1　CT 检查

侧瞳孔等大同圆，对光反射迟钝，右侧肢体活动尚可，左侧肢体肌力 0 级，左侧巴氏征阳性。

积极完善相关术前检查，考虑到患者为中等量脑出血，且具有一定的配合度，行立体定向引导下穿刺引流术置管引流（图 26 - 2 ～ 图 26 - 4）。手术过程顺利，术后复查头部 CT，基底节区脑出血引流较为彻底（图 26 - 1B）。术后积极给予脑保护、止血对症治疗。患者病情恢复良好，出院时左侧肢体肌力 Ⅱ 级。

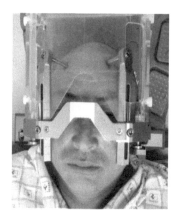

图 26 - 2　术前准备

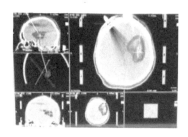

图 26 - 3　定位穿刺点

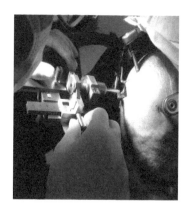

图 26 - 4　置管操作

病例分析

高血压脑出血作为一种高致残率、高致死率的常见危急重症，在我国发病率为50~80/10万，发病1个月内的死亡率高达30%~50%，且近年来发病率逐年升高，仍需引起临床工作者的高度重视。对于基底节区小量（<30 mL）高血压脑出血患者，多可采取内科治疗。而中等血量无脑疝表现的患者考虑到患者的远期预后，多需手术干预治疗，可选择的手术方式较多，包括翼点经侧裂岛叶皮层造瘘血肿清创术、小骨窗开颅皮层造瘘血肿清除术、神经内镜下血肿清除术、颅骨钻孔置管吸引术等。其中，颅骨钻孔置管吸引术在治疗脑深部血肿中相对于其他术式在临床中应用更为广泛。

自1978年Backlund等提出应用立体定向技术治疗高血压脑出血以来，国内外开展了各种微创治疗高血压脑出血的研究。颅内血肿立体定向穿刺吸引或配合置管引流的效果已得到临床肯定。其中，在脑干出血中的应用，突破了以往的手术禁区，明显提高了脑出血患者的生存率和生存质量。对于选择采用立体定向引导下颅骨钻孔置管吸引术，其手术适应证需严格把握，对于中等出血量（出血量在30~70 mL，GCS评分为7~12分，轻、中度神经功能障碍，且无明显脑疝症状）的脑出血患者，此类患者出血量大、症状重，虽暂未发生脑疝，但及时手术治疗清除颅内血肿是必要的。对于术式，选择小骨窗开颅血肿清除术、神经内镜下血肿清除术等可能需在全麻下进行，操作时间较长，且有损伤正常脑组织的可能，同时手术操作较为复杂不利于在基层医院开展。颅骨钻孔置管吸引术在局部麻醉下实施，手术快捷，操作简便，对于无法耐受全麻手术或高龄患者亦较适用，同时可以有效地避免因全麻导致的手术并发症。

其中，与传统简易定位进行颅骨钻孔置管吸引术相比，立体定向手术在以下方面有明显的优势。首先，立体定向工作站可重建颅脑三维模型，血肿可在三维状态下呈现在颅脑模型内。规划穿刺路径时，穿刺所经过的所有结构都可预判，并可直观的调整路径避免穿刺到重要区域。核对参数准确后可一次穿刺成功，不需要调整引流管位置或重复穿刺探查，减少副损伤及感染概率。其次，在规划时可选择沿血肿的长轴进行穿刺，这样可以使留置在血肿腔的引流管更长。术后尿激酶（UK）注入时可沿引流管侧孔均匀分散，并在重力作用下逐渐下渗到血肿后下方，可更充分地溶解血肿。并且，经额穿刺沿血肿长轴置管，可避免管尖刺入回弹的脑组织中，在术中进行抽吸血肿时，可适当增加抽吸量。另外，其术后第 1 日血肿清除率较高。较早的清除颅内血肿可减少血肿对正常脑组织的压迫及血肿降解物对脑组织的继发损害，有助于提高患者预后。同时我们也认为，早期良好的血肿清除可使患者及早地改变意识状态，意味着可更早地进行高压氧或其他功能康复锻炼，很多研究表明早期有效的康复训练对提高患者预后有着重要意义。

综上所述，在严格掌握手术适应证的前提下，中等量高血压脑出血患者早期立体定向引导颅骨钻孔置管吸引术临床效果确切，同时，及早清除颅内血肿可能更有利于改善患者远期预后，值得临床推广应用。

笔记

专家点评

　　高血压脑出血的手术目的是缓解占位效应，消除血肿崩解产物对脑组织所产生的毒性作用。高血压脑出血的手术方式很多，包括翼点经侧裂岛叶皮层造瘘血肿清创术、小骨窗开颅皮层造瘘血肿清除术、神经内镜下血肿清除术、颅骨钻孔置管吸引术等，但无论哪种方法，手术的基本原则是尽最大可能清除血肿，尽最大可能保护脑组织。基于上述原因，颅内血肿的钻孔引流术无论在基础医院，还是在地市级医院都有很大的应用前景。但是术中放置引流管的准确性存在较大的差异，严重影响着手术预后。导航下血肿穿刺虽然操作简便，但是代价过高，基层医院不易开展。3D 打印指引下的血肿穿刺又存在时间上的滞后性，延误手术时间。立体定向引导的血肿穿刺操作简单，穿刺精度高，减少了并发症，提高了手术疗效。非常值得在临床上广泛应用。

参考文献

1. ZHAO D, LIU J, WANG W, et al. Epidemiological transition of stroke in China: twenty-one-year observational study from the Sino-MONICA-Beijing Project. Stroke, 2008, 39 (6): 1668 – 1674.

2. STEINER T, AL-SHAHI S R, BEER R, et al. European Stroke Organisation (ESO) guidelines for the management of spontaneous intracerebral hemorrhage. Int J Stroke, 2014, 9 (7): 840 – 855.

3. STEINER T, BOSEL J. Options to restrict hematoma expansion after spontaneous intracerebral hemorrhage. Stroke, 2010, 41 (2): 402 – 409.

4. THIEX R, ROHDE V, ROHDE I, et al. Frame-based and frameless stereotactic hematoma puncture and subsequent fibrinolytic therapy for the treatment of

spontaneous intracerebral hemorrhage. J Neurol, 2004, 251（12）：1443 – 1450.

5. NAKANO T, OHKUMA H, EBINA K, et al. Neuroendoscopic surgery for intracerebral haemorrhage—comparison with traditional therapies. Minim Invasive Neurosurg, 2003, 46（5）：278 – 283.

6. 王辉，廖正强，王国福，等. 小骨窗开颅术治疗高血压脑出血及处理原则. 中华神经医学杂志，2003（2）：96 – 97.

7. HEMPHILL J R, FARRANT M, NEILL T J. Prospective validation of the ICH score for 12-month functional outcome. Neurology, 2009, 73（14）：1088 – 1094.

8. BAI Y, HU Y, WU Y, et al. A prospective, randomized, single-blinded trial on the effect of early rehabilitation on daily activities and motor function of patients with hemorrhagic stroke. J Clin Neurosci, 2012, 19（10）：1376 – 1379.

9. SCHEPERS V P, KETELAAR M, VISSER-MEILY A J, et al. Functional recovery differs between ischaemic and haemorrhagic stroke patients. J Rehabil Med, 2008, 40（6）：487 – 489.

（郝铮）

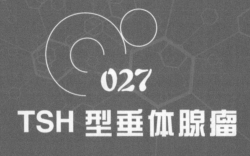

027

TSH 型垂体腺瘤

患者，男，56 岁。因间断性头痛、头晕 2 月余入院。患者 2018 年 11 月出现头痛，为胀痛，呈间断性，活动时加重，休息后缓解，伴头晕，无视物模糊、视物重影，行垂体 MRI 平扫与增强示鞍区异常信号影，考虑微腺瘤（图 27–1）。

入院检查：神志清楚，言语流利，对答切题，双侧瞳孔等大等圆，直径约 3 mm，对光反射灵敏，左眼视力 0.8，右眼视力 1.0，四肢肌力Ⅴ级，肌张力正常，双侧巴氏征阴性。

院外甲状腺功能检查：游离三碘甲状腺原氨酸（free triiodothyronine，FT$_3$）为 5.27 pg/mL（参考区间：2.14 ~ 4.21 pg/mL），游离甲状腺素（free thyroxine，FT$_4$）为 2.01 ng/dL（参考区间：

$0.59 \sim 1.25$ ng/dL)，促甲状腺激素（thyroid-stimulating hormone，TSH）为 5.31 μIU/mL（参考区间：$0.49 \sim 4.91$ μIU/mL）。

入院后积极控制甲状腺功能，神经内镜下行经鼻蝶垂体腺瘤切除术，术中切除满意，镜下全切肿瘤。术后恢复良好，无尿崩症及电解质紊乱，无脑脊液鼻漏，术后复查甲状腺功能指标降至正常：FT_3 为 5.07 pmol/L（参考区间：$3.8 \sim 6.0$ pmol/L），FT_4 为 13.94 pmol/L（参考区间：$7.86 \sim 14.41$ pmol/L），TSH 为 3.02 mIU/L（参考区间：$3.8 \sim 6.0$ mIU/L）。术后复查 MRI（图 27 – 2）：肿瘤切除满意，垂体柄居中。术后病理回报示垂体腺瘤，免疫组化结果：TSH（部分细胞 +）（图 27 – 3）。患者痊愈出院。

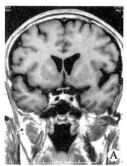 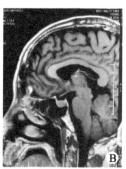 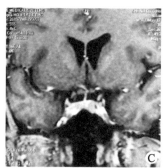

A：冠状位，T_1 左侧鞍区颈内动脉旁可见低信号占位，垂体柄明显右移　　B：矢状位，T_1 垂体后方可见异常信号　　C：冠状位，增强扫描左侧鞍区占位，轻度强化

图 27 –1　术前鞍区 MRI 检查

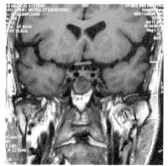 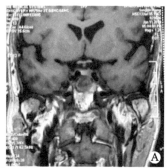

A：冠状位，T_1 左侧鞍区肿瘤术后改变，垂体柄居中

笔记

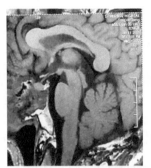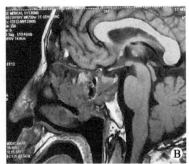

B：矢状位，T$_1$ 左侧鞍区肿瘤术后改变

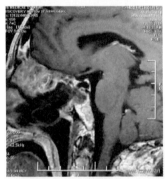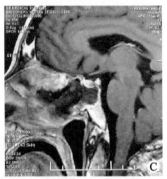

C：矢状位，增强扫描为垂体腺瘤术后改变，可见不强化的手术区域

图 27-2　术后鞍区 MRI 检查

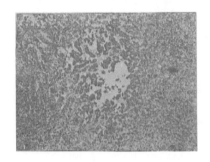

图 27-3　病理检查：垂体 TSH 腺瘤
（免疫组化，×100）

病例分析

　　TSH 型垂体腺瘤是垂体瘤中较为罕见的一种，1970 年由 Hamilton 用放免法测定 TSH 并首次报道 TSH 型垂体腺瘤，国内报道

的例数亦不多，发病率占垂体肿瘤1.4%~2.7%。由于该病临床表现隐匿，病情进展缓慢，容易造成误诊误治。

TSH型垂体腺瘤临床表现以血清FT_4、FT_3水平增高，血清TSH水平不被抑制并伴有不同程度甲状腺毒症表现和甲状腺肿为临床特征，包括心悸、多汗、大便次数增加、体质量下降、易激惹、失眠及甲状腺不同程度肿大并伴有结节等。TSH型垂体瘤治疗与原发性甲亢截然不同，采用原发性甲亢常用的治疗措施，不仅不能使中枢性甲亢得到控制，反而可能会促使垂体瘤的生长。

TSH型垂体腺瘤治疗首选手术，一般选用经蝶窦入路垂体腺瘤切除术，大腺瘤可以经翼点入路。术前准备非常重要，为防止术中及术后出现甲状腺功能危象，需要使用药物控制甲亢，使甲状腺功能恢复正常后方可实施手术治疗。首选生长抑素类似物，次选抗甲状腺药物，血清FT_4水平恢复正常后再实施手术比较安全。生长抑素类药物，如奥曲肽或兰瑞肽在TSH型垂体瘤治疗中的重要地位已形成共识。据报道，生长抑素治疗可促进75%~96%的TSH型垂体瘤患者甲状腺功能正常化，并诱导50%的患者肿瘤缩小，75%的患者出现视力视野的改善。因此，生长抑素类药物已被用作TSH型垂体瘤的主要治疗手段或手术及放疗的重要辅助治疗方法。总的来说，综合治疗即手术结合放疗、生长抑素的方法是国内外目前治疗TSH型垂体瘤的最常用方法。另外，还可以联合应用β-受体阻断剂辅助控制高代谢症状，术后应长期密切随访跟踪治疗。

有学者指出，肿瘤大小及侵袭程度、症状的持续时间及甲状腺功能亢进症的强度是影响TSH型垂体瘤预后的主要因素。Michelle等研究发现，80%的TSH型垂体瘤具有侵袭性的特点，经手术及药物治疗后，仅有44%的患者得到缓解，有52%的患者需长期药物治疗。延误诊断及错失最佳的治疗时机是TSH型垂体瘤疗效不佳的

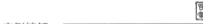

重要原因。因此,早期诊断和治疗才是改善 TSH 型垂体瘤预后的关键。

专家点评

　　TSH 垂体腺瘤比较少见,临床常被误诊为毒性弥漫性甲状腺肿(Graves 病),给予甲状腺大部切除术或放射碘治疗,其结果使 TSH 腺瘤增大。因此,针对 TSH 腺瘤的诊断和治疗进行指导和规范非常必要。虽然生长抑素类似物治疗垂体 TSH 有效,但手术仍然是治疗的首选方法,全切肿瘤可以达到生物学治愈的目的。神经内镜下经鼻蝶入路,术中可以充分探查肿瘤边界,直视下切除肿瘤,术中可以将内镜置入瘤腔,观察切除程度,有利于全切肿瘤。对于垂体微腺瘤,术中定位十分重要,神经导航对于准确定位有一定的帮助,但对于无导航设备的中心,通过蝶窦腔内的骨性标志物进行肿瘤定位具有非常重要的意义。该患者为垂体偏左侧的微腺瘤,毗邻左侧海绵窦段的颈内动脉。从影像学判断,在蝶窦腔内可见两个纵向分隔,肿瘤位于左侧分隔的内侧,借此标志物,术中准确定位肿瘤。手术切除满意,术后内分泌检查提示 TSH、T_3 和 T_4 恢复正常,临床症状缓解。另外,对于垂体 TSH 腺瘤而言,术前准备至关重要,积极纠正甲状腺水平,否则术后可能出现甲状腺危象,危及患者生命。

参考文献

1. 韩松,王鹏斐,杨亚坤,等. 促甲状腺激素型垂体肿瘤的诊断及治疗策略. 中国微侵袭神经外科杂志,2018,23(2):59 - 62.

2. 游志清,郎红梅,程莹,等. 促甲状腺激素垂体瘤 1 例报告并文献复习. 四川医学,2012,33(12):2243 - 2244.

3. 张恒柱，张宪，王晓东，等. 促甲状腺激素型垂体瘤综合治疗 1 例报告. 实用肿瘤杂志，2009，24（5）：500 – 501.

4. AMLASHI F G, TRITOS N A. Thyrotropin-secreting pituitary adenomas：epidemiology，diagnosis，and management. Endocrine, 2016, 52（3）：427 – 440.

5. WALLACE I R, HEALY E, COOKE R S, et al. TSH-secreting pituitary adenoma：benefits of pre-operative octreotide. Endocrinol Diabetes Metab Case Rep, 2015：150007.

6. ZHAO W, YE H, LI Y, et al. Thyrotropin-secreting pituitary adenomas：diagnosis and management of patients from one Chinese center. Wien Klin Wochenschr, 2012, 124（19 – 20）：678 – 684.

7. 段立志，张何英，武晋晓. 促甲状腺激素垂体瘤 1 例. 疑难病杂志，2011，10（12）：950.

（赵文博）

笔记

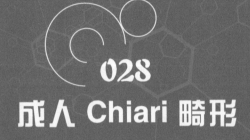

028
成人 Chiari 畸形

病历摘要

患者，男，51岁。20年前开始无明显诱因逐渐出现左上肢麻木未治疗，20年来逐渐加重，左上肢肌力减退，出现枕部麻木感，左下肢无力，2016年8月来我院就诊，以脊髓空洞症收入院。

入院检查：神志清楚，双侧瞳孔等大等圆，直径约2.5 mm，对光反射灵敏。左侧肢体痛温觉减退，轻触觉减退；两点辨别觉、图形觉、位置觉及音叉震动觉检查减退。左侧肢体肌容积减小，左上肢肌肉萎缩、无肌束震颤，左上肢肌力Ⅳ级，左下肢肌力Ⅳ级，肌张力正常。左肱二头肌腱反射减退、肱三头肌腱反射减退、桡骨骨膜反射正常、膝腱反射减退、跟腱反射减退、髌阵挛阴性、踝阵挛阴性。8月12日行MRI提示小脑扁桃体下疝，脊髓空洞症，后颅窝狭小（图28-1A）。

笔记

全麻下行枕大孔区减压术，减压范围局限于枕骨大孔与寰椎后弓，宽度约2.5 cm，同时松解环枕筋膜，未做硬膜扩大成形术。术后12天拆线出院，出院时左侧上肢感觉障碍明显改善，半年后复查MRI示脊髓空洞明显好转（图28-1B）。

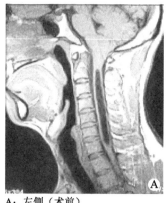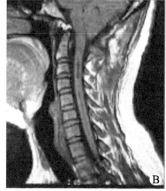

A：左侧（术前）   B：右侧（术后6个月）

图28-1 MRI术前、术后检查

病例分析

Hans Chiari（1851—1916年）于1891年和1896年分别发表了2篇报道，分析了40多例菱脑畸形患者的尸检结果，同一时期John Cleland和Julius Arnold也报道了伴有菱脑疝的脊髓发育不良患者。但由于Chiari对该病大组病例的详细研究，故仍采用Chiari的命名和分级方法。Chiari Ⅰ型：小脑扁桃体下疝低于枕骨大孔平面5 mm以上，通常不伴有脑干末端的下降，不常伴有脑积水。Chiari Ⅱ型：小脑蚓部、脑干、第4脑室下疝，可见多种其他类型的颅内异常，几乎所有患者都存在脊髓脊膜膨出和脑积水，许多患者存在脊髓空洞症。Chiari Ⅲ型：枕部脑膨出并伴有Ⅱ型同样的异常。Chiari Ⅳ型：伴有小脑幕不发育的小脑发育不良或不发育。

在临床工作中较为常见的是无或仅有轻微的临床症状，在行MRI检查时发现有小脑扁桃体下疝，多不伴有其他神经管发育畸形

笔记

的患者。后提出成人 Chiari 畸形的概念，但该定义其实并不明确，只是在 MRI 普遍使用后被人们提出，目前较普遍的意见是，无或仅有轻微的临床症状，在行 MRI 检查时发现有小脑扁桃体下疝，多不伴有神经管其他的发育畸形（扁平颅底、脊柱侧弯、脊柱裂、潜毛窦、颅底陷入、皮样囊肿等）并排除了因颅内高压所造成的慢性脑疝，成人不伴有神经管畸形的小脑扁桃体下疝。大多数伴有脊髓空洞，不常伴有脑积水。

成人 Chiari 的症状和体征。①最常见的症状是疼痛，有 60% ~ 70% 的患者有枕部和颈部的疼痛，并经常因为 Valsalva 动作而诱发。其余疼痛症状有肩、背、胸部和四肢的非根性疼痛，描述为深处的烧灼样痛；②肢体的运动变化，上肢的下位运动神经元改变，肌肉萎缩、反射减弱或消失和肌束颤动、下肢的上位运动神经元改变，强直痉挛、腱反射亢进和巴宾斯基征阳性；③感觉变化，迟缓和分离的感觉丧失（这种非皮肤神经支配区感觉丧失包括痛觉和温度觉缺失，但较少累及轻触觉和本体感觉）；④后组颅神经症状，吞咽困难、构音障碍、声音嘶哑、软腭无力、舌肌萎缩、环咽肌失弛缓症、面部感觉缺失、耸肩异常及呃逆等；⑤小脑的症状，手脚不灵活或躯干和四肢共济失调、下视型眼球震颤；⑥少见的体征，内斜视、窦性心动过缓、震动性幻视、三叉神经痛、舌咽神经痛及 Charcot 关节等。

成人 Chiari 的治疗。①手术适应证：无症状性成人 Chiari 畸形自然病史不详，应以观察为主；有症状或合并脊髓空洞的患者给予手术治疗。②手术处理原则：所有伴有脊髓空洞的患者，其共同特点是枕大池被小脑扁桃体占据，手术应使枕大池重现，恢复脑脊液循环通路，是否对空洞本身进行处理存有争论。③手术治疗方案：伴发脑积水应首先处理脑积水，并在 3 个月后重新评估手术效果。原有症状无改善或脊髓空洞无好转行枕大孔区手术治疗。④枕骨大孔区手术分为以下 2 个步骤：第 1 步，颅后窝减压术（硬膜外结构）骨性结构上至下项线，下至枕大孔边缘，枕大孔后缘和寰椎后弓切除宽度1.5 cm，由此可形成约2 cm×3 cm大小的小骨窗减压术区，切除增厚的寰枕筋膜；第2步，若颅后窝减压术后数月症状恢复不明显且脊髓空洞无好转，行小脑扁桃体切除术和枕大孔区硬膜扩大修补术。电凝或切除一侧或双侧的小脑扁桃体，切开粘连增厚的枕大池蛛网膜，开放四脑室正中孔，术中取项韧带筋膜行硬膜扩大修补。

专家点评

1. Chiari畸形的共同病生特征是颅后窝脑脊液循环受阻，有时会伴有脊髓中央管扩张，形成脊髓空洞。

2. Chiari畸形主要通过MRI检查确诊，而且MRI可以评估脑脊液流动特征，对于手术策略选择以及术后效果评估有一定帮助。

3. Chiari畸形的自然病史尚不确定，可以在数年内保持稳定，间断加重。

4. Chiari畸形的手术目的是解除脑干压迫，恢复颅颈交接区的脑脊液正常循环，手术方式为颅后窝减压，也可同时行硬膜扩大成形术，但应当注意的是，减压范围不宜太大，否则会导致小脑半球疝出。减压范围应当局限于枕骨大孔与寰椎后弓。以往采用小脑扁桃体切除、空洞分流、开放正中孔等技术，目前认为疗效不肯定。本例在行骨性减压同时，松解环枕筋膜，未做硬膜扩大成形术，术后患者症状改善，复查MRI显示脊髓空洞也明显缩小。

参考文献

1. HANKINSON T C, KLIMOP J R, FELDSTEIN N A, et al. Chiari realformations, syringohydromyelia and scoliosis. Neurosurg Clin N Am, 2007, 18 (3): 549 - 568.

2. MEADOWS J, KRAUT M, GUAMIERI M, et al. Asymptomatic Chiari type I malformations identified on magnetic resonance imaging. Neurosurg, 2000, 92 (6): 920 - 926.

笔记

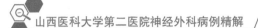

3. HAYHURST C, OSMAN-FARAH J, DAS K, et al. Initial management of hydrocephalus associated with Chiari malformation type I. syringomyelia complex via endoscopic third ventriculostomy: an outcome analysis. Neurosurg, 2008, 108 (6): 1211 – 1214.

4. 彭林, 漆松涛, 朱蔚林, 等. 改良枕大池重建术治疗 Chiari 畸形并脊髓空洞症: 附 35 例临床研究. 南方医科大学学报, 2009, 29 (2): 284 – 286.

5. 王增光, 胡震, 杨卫东, 等. 显微外科治疗小脑扁桃体下疝畸形Ⅰ型合并脊髓空洞症. 中华显微外科杂志, 2008, 31 (2): 148 – 150.

6. 吴涛, 刘臻, 朱泽章, 等. Chiari 畸形Ⅰ型患者颅后窝线性容积的 MRI 测量. 中国脊柱脊髓杂志, 2012, 22 (2): 44 – 48.

7. 王振福, 李振芝, 王晓华, 等. Chiari Ⅰ畸形的颅后窝磁共振测量研究. 现代康复, 2001, 5 (6): 84 – 85.

8. MATSUMOTO T, SYMON L. Surgical management of syringomyelia current resuhs. Surg Neural, 1989, 32 (4): 258 – 265.

9. 张云东, 谢家洪, 周济, 等. Chiari 畸形合并脊髓空洞症颅后窝扩大成形手术方式探讨. 重庆医科大学学报, 2010, 35 (3): 424 – 426.

10. LIMONADI F M, SELDEN N R. Dura-splitting decompression of the craniocervieal junction: reduced operative time, hospitalstay, and cost with equivalent early outcome. Neurosurg, 2004, 101 (2 Suppl): 184 – 188.

11. 杨俊, 徐宇伦, 范涛, 等. Chiari 畸形并脊髓空洞症的 MRI 分型及其治疗. 中华神经外科杂志, 2000, 16 (2): 82 – 84.

12. 李宗平, 黄思庆, 游潮, 等. 90 例复杂寰枕部畸形的手术治疗. 中华神经外科杂志, 2006, 22 (1): 22 – 25.

13. KUSHIMOTO S, YAMAMOTO Y, SHIBATA Y, et al. Implications of excessive fibrinolysis and ahpha (2) – plasmin inhibitor deficiency in patients with severe head injury. Neurosurgery, 2001, 49 (5): 1084 – 1090.

14. 章翔, 易声禹, 吴声伶, 等. Arnold-Chiari 畸形的诊断与治疗. 中华神经外科杂志, 1992, 8 (1): 29 – 30.

15. 马稚如, 戴以武, 郑文济, 等. Arnold-Chiari 的诊断和外科治疗. 中华神经外科杂志, 1996, 12 (5): 308 – 309.

（张翼）

笔记